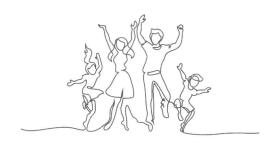

系统式咨询与家庭治疗

Systemische Beratung und Familientherapie
Kurz, bündig, alltagstauglich

[德] 瑞 纳 · 史 汶
R a i n e r   S c h w i n g
[德] 安德里亚斯 · 弗里斯泽尔 著
A n d r e a s   F r y s z e r
任洁/译 张颖/译校 刘翠莲/译审

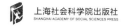

上海社会科学院出版社
SHANGHAI ACADEMY OF SOCIAL SCIENCES PRESS

作者：

瑞纳·史汶（Rainer Schwing），心理学硕士，心理治疗师、系统式咨询培训师、督导以及"系统式咨询诊所-机构"的负责人，目前作为心理治疗师、督导、企业咨询和客卿师（coaching）自由执业。

安德里亚斯·弗里斯泽尔（Andreas Fryszer），心理学硕士，心理治疗师和儿童-青少年心理治疗师、系统式咨询培训师，曾在法兰克福一个跨文化家庭咨询单位担任负责人。目前作为培训师、督导、企业咨询师和客卿师自由执业。

翻译：

任洁，精神科主治医师，曾在中德班及其他培训中担任口译工作。已出版（含合译）译作《精神分析心理治疗实践导论》《系统式心理治疗工作手册》《30 秒认识人类大脑》《长程心理动力学心理治疗（第二版）》《停止溺爱你的孩子》等。

译校：

张颖，同济大学精神卫生专业硕士。德国弗赖堡大学医学博士。目前在德国执业，专攻内科和心身医学科。

译审：

刘翠莲，华东师范大学应用社会学硕士，临床心理学博士课程结业，同济大学心理健康教育与咨询中心副主任，上海同馨济慈健康咨询中心主任，国际依恋研究协会(IASA)特别委员、亚洲家庭治疗学会院士(理事)会员、家庭重塑与家庭治疗学术委员会委员，上海市心理卫生服务行业协会监事，华东师范大学出版社"心之源"丛书特约编辑。系统受训于结构式家庭治疗师(李维榕、孟馥)、萨提亚模式家庭治疗与家庭重塑督导师、培训师(玛瑞亚、贝曼)、中德系统式家庭治疗师、依恋发展病理及儿童关爱指数与依恋评估受训培训师(Pat Crittenden)、儿童游戏治疗(高淑贞)、身体治疗(Ulrich Sollmann)、创伤治疗与危机干预等项目。台湾彰化师范大学辅导与咨商学系及婚姻与家庭研究所访问学者。

序

做自己的治疗师

　　这本近 10 万字的书不是写给专业人士的，而是一本关于人们日常生活的"乐活手册"。它通俗易懂、简单实用，读过之后，您会惊喜地发现，它在告诉我们最重要的生活智慧——系统思维。

　　无论是个人的发展、家庭的变化，以及社会的变迁，都会给我们的生活带来困难和挑战，适应的结果取决于人们如何看待和感受这个世界、情绪的反应如何、思维和行为怎样与世界沟通；生活告诫我们：没有任何一种行为能够在脱离系统和社会背景的情况下得到理解和改变的。系统性的思维方式才是人们改变和处理各种问题的成功方法。

　　简单地说，系统思维总是站在资源和优势的高地上，以好奇的眼光、以游戏的心态，用关系的视角，去诠释问题或症状背后的功能和意义；系统思维对资源有着"不可救药"的乐观、对改变放弃对与错、好与坏的评判；系统思维不再纠结于问题的成因和过程，更注重问题转化与解决；系统思维最注重个体或家庭自身的能力和作用。

　　多视角、多元化、多种可能性的系统方法，能使系统更具生命力、更有能量，能为当事者找到更好的解决方法。

　　学做自己的治疗师吧。

孟　馥

2019 年 2 月

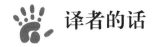 **译者的话**

其实你很好，只是你不知道

经过一年多的时间，在各种纠结和拖延之后，这本书终于尘埃落定，当我很内疚地为自己的拖延向作者表示抱歉时，他告诉我他看到了我的努力，他表示在工作、家庭之外完成这件事情是很了不起的，我顿时释然了很多。

我出生在一个传统的中国家庭，母亲从来不会当面夸赞我，她的理由是怕我骄傲，从而止步不前。尽管我知道她的良苦用心，但是在高考失利、工作失意的各种生活事件发生之后，我变得越来越不自信，甚至于我不认为自己可以做成任何一件事情。直到5年前在德国遇到本书的作者之一安德里亚斯，他将我引进了家庭治疗的大门，我也第一次听到了别人对我的肯定。"为什么不可以呢？我从来都没有怀疑过你可以做得到！"

他告诉我，作为一个家庭治疗师，我们不仅要看到树林中丛生的杂草，还要看到树与树间隙中的光亮。这也是家庭治疗带给我们的感受，在家庭治疗中你不会觉得你是一个背负着各种问题的屡战屡败的失败者，而会觉得你是一个了不起的屡败屡战的英雄。就好像在一个好的家庭治疗师面前你不会觉得他有多优秀，你不会过多地去理想化他，而你会觉得自己竟然还不错。你会觉得在他面前你是一个特别的人。

记得有一个因为压力过重而不想上学的小女孩，他的父亲后来告诉我说，走出咨询室后，她露出了两年来久违的微笑。为什么呢？因为我们一起看到了小女孩为这个家庭的付出，看到了她用自己的症状努力维护着家庭的和谐，看到了她的善良和努力。在这里，问题没有被解读为叛逆、不听话、不务正业，而是一个有功能的、在那个时期她所能想到的唯一的解决办法。

这也是家庭治疗吸引我的地方。常常有家长跑来，让我帮他分析一下孩子问题的成因，这时，我常常会建议他们做家庭治疗。为什么？就像书中所说，开一把锁的时候，我们不需要弄明白锁的机械构造，找到钥匙便好。并在寻找钥匙的过程中，找到可利用的资源，也就是我们所说的资源取向。我们所有的人都生活在系统之中，没有谁会独自患上某种疾病。家庭治疗的魅力就在于：它不去寻找是谁的问题，不聚焦于患病的人，而是将疾病置于系统之中，找资源、找优势，就如家庭治疗师常说的，患者在走进治疗室之前，一定已经尝试了各种办法，他们还能最后鼓起勇气来见我们，这就是资源。

这本书并不是一本生硬的教科书，更不是所谓的心灵鸡汤。它更像是一本大众食谱类的科普读物，深入浅出，将家庭治疗的精髓化作春风细雨，渗透在我们的生活中，就像家庭治疗一贯的理念，变化不是在治疗室中发生，而是在生活中。像是有人在和你娓娓道来，像是在讲述一个曼妙的故事，在家庭中、在我们日常生活中、在工作中发生的各种故事，而我们看了这样的故事，不会觉得我们是多么知之甚少，而是会让我们觉得很富有，会让你看到那些你所不知道的你的好，书中有很多有趣的小练习，而这些小练习就好像一个个挖宝图，一页一页读下来，一个一个做下来，你会慢慢觉得自己竟然是这样一个富有而勇敢的人。

最后希望你能和我一起进入这个奇妙的旅程。其实你很好，只是你不知道。

❀ 致　　谢 ❀

在初译此书的时候确实觉得有些困难，但这时我使用了家庭治疗

中的一个思维方式：不去关注问题，而去关注资源和优势。在此，感谢
我的德语老师安延一对本书翻译给予的极大帮助和指导，感谢张颖认
真细致的校对，感谢张卓和黄比娜、Alexander Harder 在语言上的帮
助，感谢身边的同事们在遣词上给予的建议。感谢在此过程中一直给
予鼓励支持的李树峰、赵旭东、王洪奇、武丽娟、蔡亦蕴老师，感谢本书
的作者不厌其烦地和我就书中的一些句子进行反复的解释订正。最后
还要感谢我家人在此过程中给予的强大的支持！

任　洁

"有的人只看到一片树林,问题丛生;

有的人却看得到树与树间隙中的光亮。"

——E.马丹尼(E. Matani)

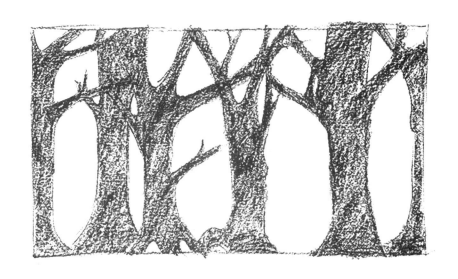

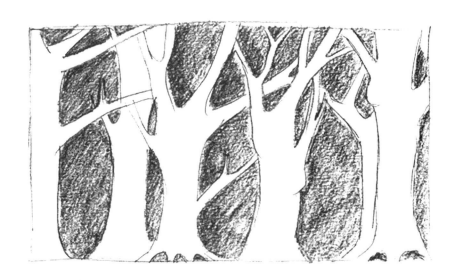

目　录

1

绪论：我们的初衷

施耐德(Schneider)夫人与她10岁的儿子拉尔斯(Lars)之间出现了一些问题。拉尔斯一直很沮丧,不愿与人交往,学习成绩也非常糟糕。于是她给一个以系统治疗为主的咨询中心打电话,并很快得到回复,咨询中心邀请她们全家来参加初始访谈。施耐德夫人对此颇感惊讶,她认为这是她儿子自己的问题,此外她还说:"他已经因此而感到羞愧,然而现在还要开诚布公地去谈? 这可就不再是他个人的事情了啊!"治疗师表示理解,并尊重这位母亲保护孩子的初衷,但是在接下来的谈话中,治疗师了解到,拉尔斯的两个姐姐也知道此事。治疗师认为,她们也许会有不同的想法,甚至有其他好的解决办法! 施耐德夫人想再征求一下她丈夫的意见。终于:全家人坐到一起进行了初始访谈。

几乎所有人第一次来找系统治疗师或者咨询师时,都会像施耐德夫人那样感到诧异:不总是这样,但是通常家庭成员会同时受邀参加访谈,咨询师认真听取所有人的意见,而不仅仅是就事论事只谈问题,而且治疗师对家里人引以为豪的其他事情也一样充满兴趣。面对疾病和窘境,系统治疗师更喜欢谈论解决方法。

"系统治疗和咨询",乍一听似乎让人有点费解,但换成"家庭治疗"就比较容易理解了。许多杂志都曾对此进行过报道,因此在公众中引起了很大的兴趣。这种疗法起源于20世纪50年代的美国,而后在全球迅速地蔓延开来。在德国,它被成千上万的心理学家、医生、社会教育工作者运用在各个不同的领域,如:咨询中心、免费诊所、医院、儿童青少年服务机构等,甚至在其他领域,如:解决组织、团体、督导、客卿和调节过程中的冲突,系统思维方式也得到了应用,并成功改变了人们处理问题的方法。

那么,这个概念究竟意味着什么?系统咨询师认为,当问题出现时,不仅仅要去注意:"问题的主体"(天生好斗的儿子、热衷于减肥的女儿、意志消沉的父亲、难以相处的同事、问题颇多的学生),而且还要考虑到其家庭、工作团队,甚至"问题主体"的其他环境,这是非常有益的。这种环境被系统学家称为相关的"情境"。诗人贝托尔特·布莱希特①(Bertolt Brecht)曾富有诗意地描述道:

> 无果的果树
>
> 因不结果而遭责骂,
>
> 而谁曾探究土地的贫瘠?
>
> 折断的桠杈
>
> 因枯木朽株而遭责骂,
>
> 难道不是大雪的重压?

一直以来,系统治疗师工作的出发点是:没有任何一种行为能够在脱离系统和社会背景的情况下得到理解和改变。他们如同优秀的果农一样深知:每一棵果树都是与土壤、雨雪、阳光、风、蜜蜂和周边的果树息息相关的。

这就是我们写这本书的内容和初衷。

30 年来,本书的两位作者一直在系统理论的指导下,与家庭、儿童、青少年、学校、工作团队、管理者或组织共同工作。参与者往往通过

---

① Bertolt Brecht(1898—1956),德国戏剧家、诗人。布莱希特创立并改变了叙事戏剧,或曰"辩证戏剧"的观念,是当代德国享有世界盛誉的著名戏剧理论家、剧作家。创作作品有《马哈哥尼城的兴衰》《三分钱歌剧》《屠宰场里的圣约翰娜》和《巴登的教育剧》等。(源于网络)

亲身体验,对系统式方法和工作方式产生兴趣,变得好奇,并想要对此有更多的了解。20多年来,我们在高校和我们的机构举办了多期进修培训班,许多学员也不断地问我们:"应该送给伴侣或朋友哪本书,才能使他们了解我们所做的一切?"关于系统疗法,现在有许多优秀的书籍,也有许多人对此感兴趣,但对那些晦涩难懂的专业书却很难读下去,也很少有人最终将这些简单实用的内容编撰成书,像系统咨询师那样说明他们工作的目的和系统疗法的益处。我们希望能通过这本书来拾遗补缺。

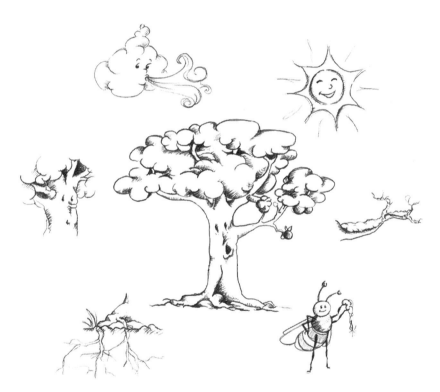

树长得好不好,取决于周围的环境

我们希望通过众多例子使您更详尽的了解这种咨询方式,如果这有助于您的思考,使您产生一些新的想法,我们将非常高兴。或许通过某个或者多个例子的说明,您甚至会发现,它碰巧能解决某个正困扰您的问题。

我们将给您提供一些启示和建议,以协助您了解在遇到棘手的情况时,如何寻求好的解决办法,使您认识系统疗法中一些特别行之有效的方法,这些方法每个人在日常生活中都容易使用到。

倘若这些不足以使问题迎刃而解,我们还可以告诉您如何寻求专业的帮助。

☙ 1.1 究竟什么是系统式治疗和咨询? ☙

在系统疗法研究和实践走过的 50 年中,根据不同的工作领域和科学背景,产生了多种不同的系统研究方法,但以下的基本原则对所有系统式治疗工作者都是通用的:

社会环境因素应囊括在内。各种问题和困扰都是在特定的社会环境下发生的。当出现问题的时候,系统治疗师并不是只与患者个人进行交流,而是邀请家庭成员,有时候甚至是邀请一些朋友和其他重要的相关人员一起交流。在此时能够观察到,这些人此时此刻是如何相互交流的,交流中又会出现什么样的困难,困难是如何固着的。尝试着去理解病人所处的社会关系是怎样运作的,并邀请他们一起共同解决问题。如果周围的人不便参与进来,那么在系统治疗方法中也有其他的方法,在无须他人在场的情况下,将来访者的生活环境纳入治疗中。

所有的症状都是有功能的。在系统治疗师眼中,症状和问题不是缺陷和行为不当,而是当前或过去对走出困境的一次失败的尝试。您需要一一询问,在当前或过去的生活关系中相关症状的意义和作用。

资源和优势的核心作用。在系统式咨询和治疗过程中,我们不应去罗列患者的缺点(这些患者自己早已考虑到了),而应集中考虑资源和优势所在,考虑成功的方面,以及那些尽管存在问题但仍令人欣喜和可取的地方。这样我们就会颇有所获。

寻求解决办法,而不是长时间探究问题。系统治疗师坚信,即使在最困难的情况下，尽快着手寻找解决办法，远胜于喋喋不休地谈论问题。对问题关注越大，个体的优势和创造力丧失得也就越多：就像一只家兔在蛇面前会僵掉一样。这在系统疗法中被称作问题的昏迷状态。

充分利用病人自身的力量来解决问题。系统治疗师要充分关注病人的能力，利用和提升它，要设法使治疗和咨询有助于病人的自我救助，促使他们利用自己的力量完成余下的任务。本质的改变发生在日常生活中。病人应学会相信自己的力量，而不是依赖咨询师或治疗师。因此一般来说，几次访谈已经足以达到持续的成效。

最后对系统式治疗和咨询两者的共性和差异作几点说明。治疗针对的是患病的人群（根据社会法律的规定）。咨询的对象是处于危机中的人，向有问题或有困难的人提供帮助，旨在从教育、伴侣关系和生活形态中找到好的解决办法。治疗师通常在诊所和医院工作，而咨询师则在咨询室（顾名思义）、社会机构和健康服务机构就职。

咨询也可针对一些个人生活以外的问题。当工作团队在遇到困难以及在改善措施上产生分歧时，可以采用督导的方式。这也适用于领导者处理他们的问题或者职工处理他们职场上的困难，这时我们称之为客卿（Coaching）①。

咨询和治疗的原因可能是千差万别的，但任务是类似的，它们主要改变的是：我们如何看待和感受这个世界，我们情绪的反应如何，我们的思维和行为怎样与世界沟通。也就是说，当我们觉得走投无路时，如何使我们关系中的经验可以发挥治疗的作用，找到新的出路。

这就是为什么系统疗法和咨询的过程非常相似的原因。两种方法采用的是同样的工作方法，在概念、资源和解决依据方面的基本认识相同，工作的原则同为"帮助自救"。这也就是我们为什么有时候用同一

---

① coaching 在中国是一个全新的学科，是一种短期服务，帮助客户自己找到解决方案。在系统式 coaching 中，客户既是解决自身问题的专家，拥有自己所需的所有资源，也可以被解释为"短期辅佐，指点发展"。本书中均音译为"客卿"。

个概念而有时候用另一种说法的原因。

🐾 1.2 本书阅读指南 🐾

本书可以从前到后按顺序阅读，也可以信手翻阅。每一章相对独立，都会给您介绍一些想法、启示和一些意想不到的点子，或者也许会提出一些其他的问题，令您手不释卷。

如果您对系统式治疗的起源，它的鼻祖之类的内容感兴趣，那么您将在2章中会得到一些提示。

3章介绍的是系统疗法的主要方法和原则。在本章可以大概了解到系统治疗师是如何工作的，对基础的理解非常重要。接下来的章节都是以本章为基础的。

应用的部分在4章中将会有所描述。当然这只是选择性的，但足以说明其适用的范畴。

5章是系统疗法的宝典。在本章中，我们收编了日常生活中自我救助的具体方法。您可以获得建议和启示，解决与您息息相关的、大大小小的问题。

在6章以及7章中接着提到了一些建议，在哪里可以找到系统式治疗以及如何找到相关的培训。此外，我们还推荐了一些选读书目和文献，从而我们可以从其他途径汲取相关知识，进一步地阅读和深化。每一章的最后是一些自我实践的小贴士和小方法。系统治疗最重要的一个原则就是"自我救助"，通过这些建议的练习，您不仅可以解决问题，还可以充满力量地面对某些生活状况，您甚至还能成为采用系统治疗法自我救助的专家。祝您从中获得更多的乐趣。

最后要提的是本书信息的来源。没有哪一种思想是无源之水，脱离产生的环境，系统理论也将不复存在。本书中所介绍的一些想法和练习要归功于其他的同事们，是他们在自己的著作、讲座和座谈中给我们做了详尽的介绍。我们将主要采用的信息汇编在最后一章中。其他的参考文献见《系统式心理治疗工作手册》。在《系统咨询与家庭治疗》一书中省略了详细的参考书目，因为这本书不是写给专业人士的，而是写给那些对系统疗法感兴趣的读者。我们非常感谢同行们，尤其是我们机构的同事们所给予的多方面的支持。如果我们的理念和想法可以得到其他人的理解、传播和发展的话，我们将深感欣慰。

2

历史：系统式咨询和治疗的起源

其他历史相对悠久的心理学流派都能追溯到某一个创始人，但是系统式疗法却有着众多的创始人。更为有趣的是它几乎起源于 20 世纪 50 年代的同一时期，但却是在不同地方，由完全不同的先行者发展而来。他们把这种新的疗法，统称为家庭治疗。他们有一个共同点：他们所研究的对象都是那些被当时的心理治疗学派认为难以治愈并且在某种程度上被放弃的患者。

当时，由于已有的疗法对于这类难治型患者已不奏效，创新的时机似乎已经成熟，所以许多专业人士都在寻求新的疗法。也就是说，系统式治疗兴起于一方面疑难重重，另一方面则缺少解决方案的窘境。一些实例与重要人物：

——格雷戈里·贝特森（Gregory Bateson），斯坦福大学教授，主要研究对象为酒精依赖和被诊断为精神障碍的患者。

——维吉尼亚·萨提亚（Virginia Satir），社会工作者和精神分析师，与两位同事在帕罗奥图创立了精神研究所，一直从事精神疾病治疗工作，早在 1951 年她就让家庭成员介入治疗工作。

——萨尔瓦多·米纽庆（Salvador Minuchin），儿科和儿童精神科教授，领导着一所儿童医院和一个咨询中心。在费城，与贫困家庭和有饮食问题的人（贪食症）的相处中他创立了自己的治疗方法。

——杰·海利（Jay Haley），精神科医师和心理医生，先后在柏拉图和华盛顿从事有关犯罪及有行为问题的青少年的研究工作。

——西奥多·利兹（Theodore Lidz）和李曼·韦恩（Lyman Wynne），

耶鲁大学和罗彻斯特大学教授，从事精神分裂症患者的家庭治疗研究工作。

——保罗·瓦茨拉维克（Paul Watzlawick），心理治疗教授，从事精神分裂症的治疗，他撰写了很多关于人际沟通和系统治疗的著作。

所有这些先行者都有着类似的发现：当家庭成员一起参与治疗时，问题会更容易得到理解，也更容易得到解决。关注和改变人们在家庭中的关系和沟通状况，比给个体做单一的治疗更有益，更容易获得成功。维吉尼亚·萨提亚（Virginia Satir）和她的同事们一样，也曾有过一次对家庭治疗大胆尝试后得到启示的重要经历：

> 她给一个被诊断为精神分裂症的、依然和父母住在一起的年轻女性做治疗。一段时间后，这个女病人的母亲打来电话，表示对自己女儿的变化很生气，维吉尼亚突发奇想，把妈妈和女儿邀请到一起，结果有了两个重要发现：其一，首先她发现，在和母女俩一起工作之后，女儿的行为会大为改观。于是她继续邀请母女俩一起进行访谈，然后发现第二点：和她们在一起工作，要比单独和女儿进行访谈，更容易发生变化及产生效果，而且转变得也更快。一段时间后，这个母亲觉得对这个进程非常满意，而她的丈夫最近却有些抑郁，则着手第三步工作。维吉尼亚这时邀请整个家庭来参与访谈，于是她对女儿的行为方式又有了更为深刻的理解，觉得这样更容易取得进展。于是家庭治疗因此应运而生。

类似的这种发展，当时也出现在其他科学体系中：如在物理学、化学、生物学，组织管理学、生态学，城市和区域规划中。那是一段振奋人心的时期，好像在许多领域里新的理念都势在必出，出则必行：摈弃孤立地观察个别现象（过程、特性），研究所有系统中的相互作用和它们相互交错的关系。世界上一些著名的学者都在这方面进行着探索：

——哈姆贝特·马图拉纳(Humberto Maturana),智利生物学家、教授,先后在麻省理工学院(MIT)和智利大学工作。他主要研究细胞系统中的相互作用,对系统式思维的发展有着很大的影响。

——哲学家尼克拉斯拉·卢曼(Niklas Luhmann)和海因茨·冯·福斯特(Heinz von Förster)秉承了这一思路,并将其运用到了系统理论的基础研究工作中。

——化学家和诺贝尔奖的获得者伊利亚·普里戈金(Ilja Prigogine)发明了整个分子体系的模型,最终研究出了生命的起源。

——先后在巴黎、伦敦和斯坦福多所大学任教的物理学家菲杰弗·卡帕(Fritjof Capra),他创立了物理学系统学说,其论著受到世界范围的关注。

——弗莱德里克·怀斯特(Frederic Vester),德国生物学家,慕尼黑和圣加仑大学教授,发明了整体系统控制模型,自 1980 年以来在广泛的研究工作中得到应用,如联合国教科文组织的人口稠密区研究。

——汉斯·乌尔里希(Hans Ulrich),吉尔博特·普鲁布斯特(Gilbert Probst)和在圣加仑大学的其他学者,都因其在管理学上的系统理论而享誉全球。

创新究竟何在? 它们之间的相互关联何在? 所有这些先行者都在试图更好地理解复杂的整体关系,并发明了多种模式。简单的因果模式当然是一目了然的(谁又不喜欢避繁就简呢?),但是它无法解释人类体系中的复杂情况,如家庭、团队和组织。

这里的系统本身,系统和周围环境之间存在着许多相互作用和影响的因素。因此,系统模式以循环模式为出发点,描述人类和自然界的循环和诸多的相互影响力,而不确定孰因孰果。

乍一看系统模式纷繁复杂,但是操作起来却非常简单。原因何在? 原因就在于我们不是一味地探究孤立的问题并盲目地施救,而是置身这些循环之中,并利用它们来解决问题。这样做通常会更迅捷地达到目的,更经济,也更有效。

大家知道本杰士堆（Benjes Hecke）[①]吗？（在此之前我们对此也一无所知）我们大家所能看到的，只是田野里灌木和树木被砍伐之后所留下的诸多问题，许多动物失去了他们的巢穴，土壤污染日趋严重，植物听凭大自然的严重摧残。当人们认识到这一点的时候，才重新开始种植灌木。但是，这种解决方法既耗费人力又耗费财力。每一株小树苗都需要花钱，育苗和种植耗费很大。赫尔曼·本杰士（Hermann Benjes）在 20 世纪 80 年代突发奇想：他把细的树枝和丫杈成列堆放在灌木丛上，成为鸟和其他的动物的栖身和觅食之所。通过它们的粪便和风的作用将大量的树种撒播下来，嫩苗在枯树枝的保护下得以苗壮生长。它们长得越大，那些腐朽的枯枝就越多，从而会给树苗提供越多的养分。几年以后就会形成（茂密的）灌木林。显而易见，这里利用了自然界的循环过程：枯枝得到了处理，动物有了栖身之所，从某种程度上也起到了防风作用，最主要的是造价低廉。赫尔曼·本杰士[②]是一位农艺师，当然没有将其发明称为系统式，但是这是一个典型的系统式运作的范例。

系统式治疗的先行者们的发现也都极为类似：系统式疗法的效果之所以更快，更简单，其原因就在于它建立在家庭的优势和关系模式之上，并充分利用了这些条件，而不是用单一的个体疗法来治疗家庭中的个体问题。国际上对系统式疗法的效果研究也表明：许多问题是可以在短时间内或者经过很少的治疗频次成功得以解决的。

系统式治疗接下来是如何发展的呢？系统疗法很快在教育咨询、青少年救助、家庭教育、许多诊所和医院以及凡是与青少年工作相关的地方都得到了应用。当然，在过去的数十年中，对于治疗和咨询中的具

---

① 译者注：Benjes Hecke 是源于从事动物园园林管理的赫尔曼·本杰士和海因里希·本杰士兄弟，他们基于野地生存观念和自然演替规律作出了一项发明。独立的本杰士堆的建造方法十分简单：在动物展区内或园区内，把石块、树枝堆在一起，并用掺有本土植物种子的土壤进行填充，同时在堆内种植蔷薇等多刺、蔓生的保护性植物。（源于网络）

② 赫尔曼·本杰士（1937—2007），德国园艺师，自然摄影家和作家。（源于网络）

体情况,研究方向和重点不尽相同。有些系统治疗师优先采用提问和语言交流的方法,其他的则优先倾向于行为:他们会布置一些作业或者让来访者通过角色扮演来练习新的行为,还有一些治疗师是通过故事和隐喻,来促使人们发生有效的变化。这些治疗方法在其发展中很大程度上取决于个体的个性及其应用的范畴:当我们和不同的来访者工作时,如来自法兰克福的银行家,或者是来自纽约贫民窟中的贫穷家庭,来自西方或者来自近东或远东国家的,方法自然各不相同。

虽然过去发展起来的方法很多,但都异轨而同辙,对此我们将在下一章中进行论述。

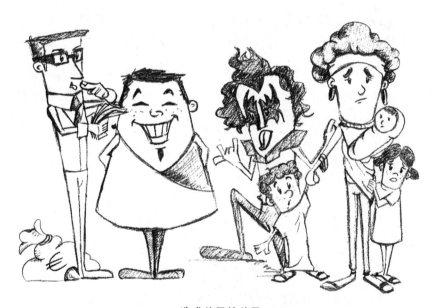

造成差异的差异

3

系统式咨询中的作用因素及原因

 3.1 "人类经由'你'而成
为'我'"即：关系

一个母亲抱着她的孩子，一边用孩子的语言"哎、哦、嗬"，一边用自己的语言"是啊，你很喜欢这个，哪，看看……吆哈"和他说着话。她迎合着孩子的反应，唠叨着她的感受和所做的事情。那么，孩子从中能获得些什么呢？首先，他听到了来自母亲的语言，这些话语不断地得到重复，潜移默化，不知不觉中就会从孩子的嘴里冒出来。但是，通过母亲温柔的声调以及对孩子声音的反应，孩子能在关系层面上获得更多："我不是一个人，有人能看到我，我的妈妈能听懂我的话，她觉得我说的话很重要……"由此形成了内在结构，即一种对自己和他人的感觉："这是我，那是其他人。"

犹太宗教哲学家马丁·布伯(Martin Buber)用一句极其优美的话更好地阐述了这一点，即：人类经由"你"而成为"我"。人类对于自身的存在以及自己是谁的领悟，源自与"你"、一个或多个的与他人的关系中。只有这样，我们才能产生自我感觉，从而形成"我"。就好像在音乐中，脱离旋律背景的音符，是毫无意义的，而人类也只有处于其情境之下才有意义。从这个深层次的含义上来讲，我们大家都是社会存在。

这种认识由来已久，为了弄清楚人类最原始的语言，13世纪的时候陶芬皇帝腓特烈二世（Stauferkaiser Friedrich Ⅱ）做了一个残酷的实验：在意大利南部，他把一些刚出生的婴儿和奶妈关在一个封闭的房间里，只给孩子提供食物，但是禁止和他们说话或玩耍，最终这些孩子都发育不良、不幸夭折了。

对于生命而言，关系至关重要，婴儿期之后亦是如此。"我并不孤单，有人能看到我，他理解我，他觉得我所说的话都很重要。"这些信息维系着关系，使我们能够健康而幸福地成长。最近的研究非常清楚地表明：社会关系可以更好地帮助我们度过危机、保持或者恢复身体健康和工作能力。有良好的社会关系网络，并且获得家庭和朋友支持的人，可以更好得度过离婚的痛苦时期，手术前后的恐惧和疼痛也会少一些，而且身体恢复也更快一些。总的来讲，这些人患病的风险会更低一些。这些效果可以通过下列体检结果得到证实：血液中的应激激素减少，免疫系统增强。最近的一次研究也进一步证明了这一点：一些女孩被要求在公众面前做一个简短的演讲。演讲结束之后，她们中的一部分得到允许给她们的母亲打电话；另一部分可以投入在场的妈妈的怀抱；第三组则可以去看一场电影。第三组中，血液中有害健康的应激激素皮质醇存留时间最长，而其他两组女生的皮质醇激素都迅速降了下来。从长远来看，皮质醇会损害免疫系统。这也就是说：人与人之间的相互抚慰对健康是大有裨益的。

瑞士的科研转换（Sciencetransfer）机构与贝塔斯曼（Bertelsman）基金会合作的一项长期研究表明，这不只适用于小女孩，同样也适用于职场中的成年人。如果企业管理者能够在工作中给予员工以社会支持，就会大大降低企业中职业倦怠的风险。支持的意义一方面在于专业方面的建议；另一方面即通过倾听和安慰从情感上给予关心。之前，曾有一项针对科学家工作效率的研究令人印象深刻。结果清楚地表明：拥有并维持着一个大型专业网络的科学家，所取得的工作成绩无论在质量上还是数量上，都远优于他人。原因当然不言而喻：当他们遇到那些使他们止步不前的困难时,他们可以去请教一些熟识的人,这些人能够给他们指导或建议,并能给予进一步的帮助。

即使在极其艰苦的、受到忽视、极度贫穷、父母又是精神病患者的环境下长大的孩子,也可以成长为一个心理健康、有工作能力的人,成功的条件是在家庭中或家庭之外有人关心他,信任他,告诉他如何去承受并消除压力,并可以给予他一个让他能够感受到成功和能力的空间。专业术语叫作生存弹性,即:没有病理改变的承受负荷的能力。

我们的思考常常过于集中在个性的范畴:将成功归功于我们的天赋,失败归结于我们的愚蠢,乐观是源于我们的基因,喜怒无常则是一种令人厌恶的性格。对此,网上一项研究结果表明,在熟人圈中经常和快乐的人在一起,拥有好情绪的概率会大大提高;周围牢骚满腹的人越多,您就越有可能成为一个愤世嫉俗的抱怨者。心理学家将此称之为"情绪传染"。今天我们通过对镜像神经元的研究,就其作用原理有了更多的了解:微笑的脸和一张令人恐惧的扭曲的脸同样具有感染性。作为大脑中特别的神经元区域,我们的镜像神经元接受了来自周围环境的反馈,并在我们的内在产生了类似的效应。这种想法有些不同寻常,因为在我们通常的理解中一般认为我们的面部表情(顾名思义)反映了我们内心世界,感情是由内而外表现出来的。反之亦然,我们对身边人的反应是:一张闷闷不乐的脸会毁掉我们的一天,而一个温暖的微笑可以让我们拥有快乐美好的心情。

也正因如此,系统式治疗师工作的重点不是个体的内心世界,更多的是他与周围人的关系。这里蕴藏着许多的资源,尽管在目前压力下,它们看似消失殆尽。对那些与他人隔绝的人来说,首先要做的就是重新建立相互关联的,有承载能力的关系。

蕾娜(Leiner)太太是一个单亲妈妈,有一个 9 岁的女儿。由于女儿的各种问题,她被青年福利局转介来接受咨询。她与女儿的父亲在感受和愿望上总是针锋相对。他殴打她,又总在事后发誓要痛改前非,但从来都坚持不了多久就故伎重演。她曾一度下决心想要和他分手,但不知何故却"总无法离开他"。咨询中,在信任建立之后,她说,她一直都处于一种极度的孤独中。少女时代,她曾有过几个女性朋友,但在结婚之后丈夫逐渐地成为她唯一的依靠。我们和她一起绘制了她的关系图谱,结果证实,孤独和需要丈夫的实际帮助(例如:开车,照顾女儿,到有关政府部门办事所需要的咨询,"需要有个人说说话")也是这位母亲离不开他的原因。因此,同她工作的第一步是拓展她的社交网络。我们将其纳入她职业规划的框架之下:当她努力进行再就业培训时,需要周围人的大力支持,特别是,为了女儿她也需要学习更多的社交技能。她重新恢复了与老朋友的友谊,搬进了新社区,并在那里和其他的母亲们建立了新的关系。在这里她获得了以前仅能从丈夫那里获得的部分社会支持。直到此刻她才明白她真正想从丈夫那里得到的东西,而且终于彻底离开了他。随后她的许多问题都得到了显著的改善。

来访者和咨询师之间良好的关系,同样是咨询或治疗得以成功的重要因素。通常在咨询伊始,就已决定了来访者是否能够鼓足勇气走出来。这个咨询师值得信任吗?她能理解我吗?她看上去专业吗?和她接触之后会不会感觉到比以前更有信心,更能胜任自己的工作?如果来访者能够在首次接触中对这些问题予以肯定的答复,那么他们就很有可能从咨询中获益。

在系统式咨询中,"关系"是如何发挥作用的呢?如果咨询师能慎重而饶有兴趣地关注、探寻并找出来访者的资源,且所用的时间至少要和探讨问题的时长差不多,那么来访者就会产生一种几乎前所未有的疗愈性的感受:"我得到了关注,受到了认真的对待,我所说的一切都是重要的。"这种感受本身就有着极强的治疗作用。而且,最新的神经生物学研究成果,也进一步证实了其原因及作用方式。

得到积极支持的孩子会发展出 3 种基本的生活态度,即:"我在生活中能够有所作为;当我孤身一人身陷囹圄举步维艰的时候,会有人帮助我。"第三种态度是面对生活基本的信念:"事情最终都会被搞定,尽管有时不那么顺利,但一切都会好起来的。"这些生活态度正如面对压力时的预防针:有这种心态的人会有决心和自信去面对危机。对于美好而顺利的时光,他们的心态会更加趋于平和、知足、心存感激。所有这些都是维持心理健康重要的先决条件。

如果孩子得不到这样的支持或得到的很少,他们应对危机的能力就会差很多。他们所秉持的基本态度是:"对我重要的事情大多都是实现不了的。反正没有人对我感兴趣,而且也没人会帮助我",因此,"我什么也不能相信,大多数情况下事情都会失败"。然后在这样一种糟糕的境况下,就会发展出一种顽固不化的心态。这类人只能看到生活的消极面,而忽视了其他积极的因素。他们对他人不抱任何期望,并以此推己及人。对于生活他们万念俱灰,因此他们眼里也只能看到困难。秉持这种态度的最终结果通常是回避、抑郁、焦虑,或是罹患其他的精神或心身问题。

在这里的重点是,治疗师要让他们在感受到生活的阴暗面之外,更要看到生活中的阳光面,并能和他们共同努力,逐步解决问题,和他们一起感受并庆祝所获得的成功。而这一点也正是常常被他们所完全忽略掉的。有关的具体内容见下一章。

因此,在系统治疗师和咨询师的培训中我们特别注重人际交往的能力,即:与不同的人交往时要做到尊重、仁爱并饶有兴趣。有些东西是可以通过培训而获得的,但是如果你想在这一行做得更好的话,你首先要拥有一个善意的态度、尊重以及友爱对人的习惯。

关系图谱及关系的维系

取一张纸,在纸上画一个大圈,把自己画在中间,用符号在纸上标注出那些对您很重要的人:根据关系的亲疏和交往的多少来标注距离的远近。还有一种更简单的方法,就是把一页纸折成4个区(或者蛋糕块状),上面分别注明家庭、朋友、工作/学习、社团/业余时间/运动,必要时再折出第5个区,注明那些您经常联系的专业人士(医生、咨询师等)。

您觉得这个图怎么样？它会告诉您些什么？下列的问题会对您有所帮助：

——在社会关系中，哪些对您来说最重要：朋友关系，同事关系，家庭关系？

——这些关系大多是比较紧密呢，还是泛泛之交？（有时有深度联结的关系很少，或者大多都是些疏离、缺乏信赖的关系）

——在我需要时，能多快找到一个可以帮助我的朋友？

——目前的关系网能给我当前的生活提供帮助吗？

——我在关系中的付出和收获平衡吗？

——这些关系经得起动荡和危机的考验吗？或仅能在顺境中存活？

如何建立并呵护一段好的关系呢？这里有 7 个简便易行的小贴士。但是正如烹饪美味佳肴一样，虽有好的菜谱，但：烹饪仍然要靠自己。

1. 积极主动。主动与人交流，而不是等待别人先迈出第一步；保持联系要从小的方面做起，如：回复电话、对帮助表达谢意、在旅途中邮寄明信片。要让对方知道，您很看重他。

2. 训练自己的倾听艺术。找出对方认为重要并且感兴趣的东西，这有助于关系的建立。如果还来不及等对方说出关键词，就迫不及待地讲述自己的故事或吹嘘自己的英雄事迹的话，就不会有人对您产生兴趣，也无法建立起友谊！请参阅下面介绍的一个简单而有效的训练！

3. 您喜欢那种自以为是的人吗？很多人回应时总喜欢说："是的，但是……"竞争可以做成生意，但无法建立友谊。如果您能和他人一起分享他们成功的喜悦，那么别人也会和您一起庆祝您的成功。

4. 胸怀宽广，乐于和他人分享：您的时光、想法、学识，以及邀约。

5. 在恰当的时候表示同意和拒绝。善于发现那些为您着想,对您充满善意的人,并去关注他们。

6. 您喜欢受到尊重并不时听到感谢的话语吗? 他人亦是如此,因此不要吝啬您的赞誉之词(吝啬并不是总能得到好处)。当您得到帮助时,通过语言和手势表示感谢,要让他们知道,他们对您很重要。

7. 当遇到不顺时:首先找找自己的原因,哪些是您能够改变的。也许您应该少些抱怨,或再大度一点,或不要斤斤计较……这里针对本节内容介绍一个简单易行的小训练,为此要感谢玛利亚·艾斯(Maria Aarts)女士,她在交流训练中开发了这个练习。它的优点在于:在无数的日常生活情境中,你都能够不经意地用到它。

具体如下:当对方给您讲述一件美好的事情,或一个兴趣爱好,或一个对他似乎非常重要的话题时,向他提出几个与此相关的问题。第二个问题要针对他已经回答的第一个问题。然后要对他有所回应,而不是一直追问其他您想好的问题。当话题涉及您不特别感兴趣的事情时,这个练习尤为有效。

您觉得这在每次谈话中是自然而然的吗? 观察一下日常生活中的谈话,有多少时候双方是在自说自话,而非交谈;又有多少次双方在抢着说话,而非切实地倾听对方。您会发现,这个练习并不简单。您还会发现,您对其话题表现出的兴趣会对让对方感到高兴,这会加深你们之间的关系。此外,您还会从中获益匪浅。

✋ 3.2 没有人能够离群索居:依赖关系 ✋

下面这个小故事的题目叫:懒惰的保罗(Paul)。

14 岁的保罗在一所初中念书,可惜他学习成绩很差,还经常不写作业,时不时地逃学,常做一些蠢事,此外还结交了一些坏朋友。

有些人会说"他懒惰，不遵守纪律、不认真，这些都是问题的原因所在。这有可能是他的性格或者是遗传所致，也有可能是他心理的问题"；还有些人会说"保罗之所以懒，是因为他所获悉的信息是：如果不学习，做蠢事，不但没有坏结果，甚至还能获得表扬。这是在保罗记忆中所储存的学习经验。"

在所有这些解释中，行为的原因都归结于个体本身，都在于"保罗本人的秉性"。在心理学上根据流派的不同，将成功的或者有问题行为的原因分别归纳在心理、无意识、学习经历、性格和基因等方面。

而系统式观察问题的方式给我们展示了截然不同的视角：就是在个体和秉性之外，在人们周围的环境中、在生活关系中、在生活背景中去探索，以理解人们的行为。

对保罗的生活背景进行探索后得出了非常有趣的结果：保罗的爸爸经营着一家小工厂。过去他也曾是一个坏学生，时至今日他在学校学到的东西已所剩无几，甚至"写东西"都有问题。但是不知何故他还是成功地成为一个老板。他喜欢和建筑工人们待在工地上，并在那里度过很多闲暇时间。他"内心"很同情保罗在学校的遭遇，而且也理解为何保罗喜欢结交那些所谓的"坏朋友"。其中许多东西让他回忆起了他在那个年龄时的经历。

父亲家族中的所有人都是手工匠人，而且他们以此为荣。在这个家庭里，"上学"有点不被看重，无论如何都不算是"真正的男子汉"的行为。爸爸的兄弟从学校里逃出来，然后做了几年旋转木马的安装和拆卸工作，最终成了一位屋顶建造师。在这样的家庭里，人们的想法是："年轻人在特定的年龄段总会做许多荒唐事，但最终会让人放心，做出些事业来！"保罗的所作所为虽然不被认为是好事，但还不至于到令他们咋舌的程度。

保罗的妈妈是一个中型企业的领导秘书，会说外语，在学校时一直都是好学生，从学校和职业培训中学到了很多东西。此外，她

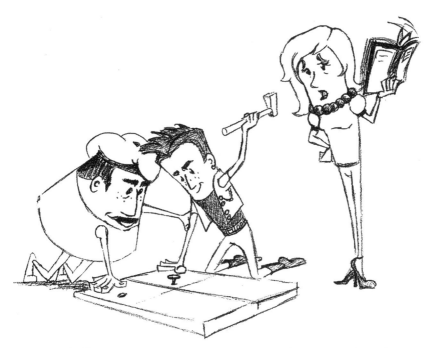

保罗是懒惰的——有时候特别懒,有时候稍微好一点,有时候一点也不懒。

还很喜欢看歌剧。她父母亲都是老师,娘家的其他人都是大学毕业。外婆、外公和妈妈都对保罗非常担心。

保罗的父母在许多问题上都存在分歧,在对保罗学业的重视程度上也如此。保罗的父亲并不认为这有多严重,但母亲却非常地担心。在业余时间的安排上,他们有时候也意见相左,为此在家庭里有时也会发生一些争执。尽管如此,他们还是依然喜欢着彼此,并享受着共同生活的点点滴滴。

近几年来,保罗越来越倾向于父亲,而且保罗所做的许多事情也颇得父亲的欢心。

从系统的视角观察保罗的生活环境,我们对保罗行为的理解是:他的行为在他的生活情境下是非常重要的。对这个年纪准备成为“男子汉”的年轻人来说,在这种环境下,其他的行为也许更不合时宜。为了成为一个男人,他沿袭了父亲家族里的道路。可以肯定的是,保罗感受到了来自父亲和祖父母的理解。也许继承了父亲的一些做法，在某些情况下把母亲"排斥"在外。他"很有问题"的学习成绩和行为是意愿的体现，符合他的生活环境。

系统式视角的出发点是，一个人的行为只有在特定的生活关系和生活背景下才有意义。因此对他们的生活关系进行研究是至关重要的。系统式咨询师和治疗师始终在探求，某人的某种行为与其具体生活境遇之间相得益彰的原因，不管是将这种行为看作问题，还是困难，也不管它是否与痛苦和负面的后果相关。对当事人生活关系的研究，理解在这种生活关系下问题的成因，这一过程被称为"情境化"。

与此相反，其他探究人行为的心理学派则将人的行为个性化，去情境化。因而这些心理学派的方向是治疗个体，目的是改变他，使他能在未来改变自己的行为。

系统式视角则相反，它是同当事人的背景及情境一起工作。因此，在工作中应该改变视角，从而使"困难的、烦躁的、有问题的"行为变得不再那么必要，这样新的东西才能够出现。

"情境化"是系统式视角的"核心"。所以，为了研究、反映、描述和最终改变人们的生活背景或者系统，系统式咨询师和治疗师开发出许多工具和辅助的方法。这些工具有助于我们了解全貌并理解：为什么将行为置于不同的系统中是很重要的。以下是几种常用的工具：

——图谱或图表：正如一张地图一样，通过图谱可以得知谁属于这个系统，可以标明参与者之间存在的关系。其中，特定的符号可用来标注关系的好坏、亲疏，也可用树形图来表示家庭关系。如果关注的不是家庭问题而是企业团队的问题，则可标出等级关系、部门或团队的构成。

——雕塑或排列：通过在桌上排列小雕像或在房间中排列真实的参与者（如果他们也在场的话）来展现当事人以及他们之间的关系。如同一位艺术家通过雕塑作品表达自己的体验一般，一位当事人或者局外人可以以此表达他们对系统的观点。

——询问技巧：系统式咨询师和治疗师发明了一些特定的提问形

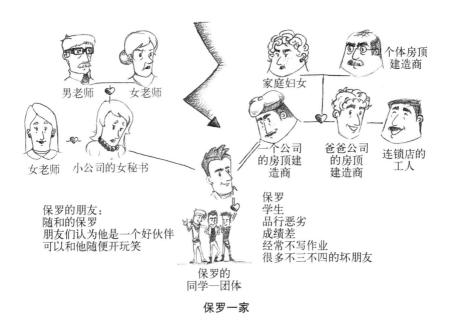

男老师　女老师

女老师　小公司的女秘书

家庭妇女

个体房顶建造商

一个公司的房顶建造商

爸爸公司的房顶建造商

连锁店的工人

保罗的朋友：
随和的保罗
朋友们认为他是一个好伙伴
可以和他随便开玩笑

保罗
学生
品行恶劣
成绩差
经常不写作业
很多不三不四的坏朋友

保罗的
同学—团体

保罗一家

式，这些问题可以在谈话中澄清："有问题"的行为是怎样匹配他人的行为，又是怎样匹配人际关系网的。

　　可以这样问保罗的妈妈："请您告诉我们，如果保罗在学校做了错事，家里谁最生气，谁最不生气？假设有一个 0—10 的尺度，10 表示非常生气，0 表示若无其事，对这种恶作剧仅仅付诸一笑。请标出您自己、您丈夫、祖父母、叔叔和姑妈的意见值。您想想，谁会给多少分。"然后再问保罗的爸爸："你妻子给的数值正确吗？或者您有不同的看法？"然后再问他们两个人："从这些数值中，你们注意到了什么？""保罗看到这些数值会感到高兴吗？""你们能想象到这些数值对保罗的影响吗？"

　　通过上述方法，能启发所有的参与者认识到，保罗的行为和家庭成员的关系之间是怎样相互影响的。他们看到，要想让保罗改变，其他人也必须作出改变。父母亲也许能明白他们在对待这个问题上有多大差异，而保罗对此也是心知肚明的。他们也许会注意到，他们几乎对保罗毫无影响力。也许他们能达成一致,即母亲对保罗的行为可以宽容一些,而父亲则通过对保罗进行更加坚定、更加严格的要求来支持母亲。

自我模拟情境化

尝试将自己的生活情境化。此时此刻,谁或者什么给您带来了幸福或不幸?(此方法是以上"关系图谱"的升级版)

1. 请拿一张纸,把自己标在中间。

2. 然后标出所有对您重要的人,把您心目中亲近的人标得近些,疏离的人标得远一些。请注意,为了使图一目了然,不要标注过多的人。

3. 接着标注一些重要的事物或事件,例如:工作可能很重要,就标在近处。其他的还有,诸如遗产、损失、失望等。这里同样要注意,标注的内容不宜过多。

4. 现在请思考一下,图表中的所有元素中哪些会带给您幸福或不幸。请在图谱中相应的元素旁边用关键词标注出来。

5. 现在请想象一下,这些幸福或不幸与您生活环境相关,而与您本人的个性无关。为了使您未来更幸福,在现有的情境下您能做些什么?至少,同样有启发性的是回答下面的问题,即:为了让自己更不幸,您必须要做些什么?

上述练习的最后一点尤其清楚地引出了一种系统式视角。人们只有在看到他们的行为是如何匹配他们的生活环境时,人们将他们的行为情景化时,才能理解自己的行为。同样,他们也以这样的行为构建了他们未来的情境。

因此再回到保罗的故事上:保罗现在觉得与父亲和父亲那边的家庭更为亲近。父亲以及他的亲属当然也会感觉到这一点。因而他们和保罗也更加亲近,而这对保罗来讲同样是可以察觉的。另一方面,母亲和外祖父母也注意到了保罗的变化,觉得他很陌生,当然保罗也会感觉到这些并会作出相应的反应。

保罗·瓦茨拉维克(Paul Watzlawick)①在《不幸的解析》一书中通过一则故事生动地描述了人们是如何通过假设来构建其生活情境的：

> 有个人想挂一幅画。他有钉子但没锤子，而恰好他的邻居有，于是他决定去向他的邻居借锤子。然而这时他突然心生出一丝疑虑："如果邻居不借给我锤子的话怎么办？昨天他只是匆匆而敷衍地给我打了个招呼，这也许是因为他很着急，但也许是以此来掩饰对我的不满。我该怎么办呢？我又没对他做过什么，他就这样盛气凌人。假如有人向我借工具的话，我会毫不犹豫地立马拿给他。他为什么不呢？他怎么能连邻居这么小的一个忙都不肯帮呢？像这样的家伙是会把你的生活搞砸的。然后他以为我会指望他，就因为他有一把锤子而已嘛！现在我觉得他真的很讨厌！"于是，他冲到邻居门前按响了门铃，邻居打开门，还没来得及说声"您好"，他就大声嚷嚷道："您留着您的锤子自己玩吧！"

这样做几乎是不可能建立真挚的友谊或和睦的邻里关系的。正如这个小故事所展现的那样，个体的行为会构建其生活情境，就如生活情境会影响行为一般。关于自身信念和假设的力量参见下一章节。

✋ 3.3 登他人之履，行百步之路：转换视角 ✋

下面是一则关于一个"难以相处"的人的故事：

> 克劳斯(Klaus)和彼得(Peter)是同一个团队里的办事员。最近，他们之间的合作变的困难起来。乔治(Georg)是他们的领导。

---

① 保罗·瓦茨拉维克(Paul Watzlawick，1921—2007)：美国斯坦福大学医学院精神病与行为科学系临床教授、家庭治疗师、心理学家、人际交流理论学家以及哲学家。(源于网络)

许多举手之劳的小事情（例如：在对方不在时帮忙接个电话，互相帮忙转达一下信息，或澄清谁的信件先由办公室处理等）都变得难以做到。他们甚至想让领导处理这些事情，以避免向对方解释。这让乔治很生气。他拒绝过问这些杂事。

克劳斯觉得彼得看不起自己。克劳斯一年前要求加薪，因为他经过专门培训之后承担了某项工作。但却被部门领导拒绝了。自那时起，他总是指责彼得自恃高人一等。在此之前他们俩的关系非常友好，彼此很合作。克劳斯对于彼得得到更高的薪金感到不满。他明显感到彼得不像以前那样开诚布公和友好了，觉得彼得越来越疏远他，他将此视为一种傲慢。他也不再和彼得打招呼或者说再见……他认为彼得傲慢、愚蠢、自私、顽固不化。

彼得负责企业职工委员会工作。在他的家庭和朋友中有许多工会积极分子。他认为自己看错了克劳斯，所以非常失望。一直以来，他都把他视为政治上志同道合的好同事。但加薪这件事的冲突，在彼得看来，使克劳斯露出了他的"真"面目。首先是当部门领导在会议上"批评"彼得时，克劳斯没有丝毫的反应。而从某种程度上讲，这种批评是有偏颇的，但克劳斯坐在那里一言不发，似乎彼得被批评是理所当然的。有时候他甚至悄悄地幸灾乐祸。这让彼得非常生气，他本希望能从好同事那里得到支持。但这件事让他有所畏缩。后来克劳斯见面甚至连招呼都不打了。当企业职工委员会和企业领导层之间意见不一致时，克劳斯也不明确地表明自己的立场。对此，彼得习以为常，不足为奇了。他早就认为克劳斯是一个难以相处、"趋炎附势"的人，既愚蠢、自私，又固执透顶。

作为团队的领导乔治，现在坚信不疑的是：两人都很固执、有些乖戾且社会技能和团队能力很差。他们之间互不相让，不是理想的团队成员。而克劳斯和彼得则一致认为：他们的领导能力太差，他无法制定出合适的规章制度，甚至拒绝为此承担责任。

究竟谁才是正确的呢？彼得、克劳斯,还是乔治？谁的观察和结论正确呢？3 个人的意见不可能全是对的。对此,他们的观点截然不同。是他们其中某个人在撒谎？或是其中的某个人,甚至某两个人有心理问题？或者是某个人性格乖戾、愚蠢、尖刻恶毒？或者甚至他们三人都这么相互猜忌。

当这三人中的某个人前来谈及他工作中的担忧时,咨询师或治疗师应该如何考虑呢？他会认为他的当事人有些奇怪吗？会去考虑,为什么当事人对世界的感觉如此不同吗？或者治疗师会认为,当事人身处恶劣的职场环境,迫切需要得到帮助,才能与"难以相处"的同事交往？他的当事人一定会觉得这样做很好,很有帮助。或者治疗师会认为,弄清事实真相才是关键？只是在当事人的描述中什么才是关键之所在呢？

系统式思考核心的出发点是这样的假设:感觉是主观的。每种经验都是个体化的,每句话都是针对某个特定的人说的。每个人都透过自己的"眼镜"去体验世界,他的言行举止也缘于此。这个"眼镜"的产生源于不同的因素,如:过去的经验,身处的环境,以及他目前的利益点。因而,同一件事情对两个不同的人来说,不尽相同。有时,这种观点间的差异之大,以至于使人难以相信这是同一件事或同一幕场景。也许每个人都曾有过这样的经历。尤其当所有当事人都声称自己有理时,更令人无所适从。

诚然,每个人说的都是自己的真实感受。此时,应该相信谁呢？人们都是"亲眼所见",之后的行为也都基于此。但对其他人来说,这些行为可能会难以捉摸,因为他人对此有着截然不同的体验。而个人的性格却很快因此而被下了论断。如果彼此相处不融洽,我们常常就会认为他人"古怪",或"难以相处",甚至"有点不正常"。这种情况并不少见,甚至有很多人变成为他人做诊断的精神科医生,以此为自己开脱,即:错在他人。

系统式治疗师认为,当事人体验的差异毫无大碍,恰恰相反,不同的视角能作为主要的工作手段之一,能使系统更具生命力,更有能量,

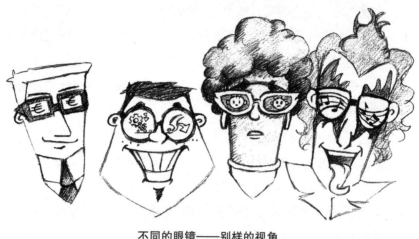

不同的眼镜——别样的视角

为当事人找到更好的解决方法。

请再回想一下克劳斯、彼得和乔治之间发生的故事,倘若这三个人彼此都能够穿上对方的鞋子走上半天的话,就有可能平心静气地从对方的角度观察世界,有可能理解为什么对方会这么想和这么做,就有可能站在他人的角度感受自己的行为。这之后他们依然还会认为另外两个同事性格古怪、难以相处吗?还依然会深信只有自己的行为是正确的,只有自己才是"理智的和正常的",而周围全是糟糕的事,他人全都丧失理智了吗?也许这之后他们有可能去尝试新的令人惊喜的行为。

系统式咨询师应该如何去利用参与者所体验的这些差异呢?

咨询师首先要创造一个各种观点都得以共存的对话环境,在这个环境中,不同的看法都被视为是普通的、正常的,甚至是可贵的,值得重视的。当访谈中出现一些截然相反的观点时,咨询师需要保持一个沉着、平和的心态。这样,就有可能使参与者在谈话中尽可能放松,平静地表达和审视自己不同的看法。这是一名系统式咨询师除了专业技巧之外必备的重要态度和能力。如果当事人建立起了足够的信任,咨询师的态度会给谈话带来安全感和平静。以此就可以创造一个允许差异和对立共存的空间,以便使咨询对象更好地认识和观察对方,而非立即开始对抗,去争孰赢孰输。此时,不同观点的前因后果都应予以考虑。这也就涉及系统式工作中从"你我只能有一人对"到"你我有可能都对"的心态转变。

此种心态是一个好的咨询的先决条件,能使当事人感觉到他们各自的看法都已受到关注,已被认真对待,得到理解。通常,在发生冲突的紧张情况下这种感觉是极其短暂的。但这却是敞开心扉、体味和认真对待他人动机的前提。这也是对助人者是否值得信任的测试。他是否能够帮到我,使我能够毫无顾虑地表达对某事的看法? 这个问题对所有的当事人来说都至关重要,专业人员面对这个问题时,必须能够证明自己。

为什么这种对于差异的工作会起到作用呢? 这个社会系统是通过什么发生改变的呢?

通常情况下,社会系统会经由一些事件(如:出生、婚礼、疾病、离异、居住地的变化、环境的变化等)发生变化,而并非是由咨询带来的。然而改变并不完全缘于这些事件本身,还因为系统中成员的行为较前早已有所不同,作出了某些改变。而这一切只有在他们有了新的、不同于之前的体验,至少开始摒弃之前的观点并产生新的看法时才有可能。所以,系统需要有新的信息。由于差异中包含着信息,所以系统式咨询师对系统成员所持的不同观点很感兴趣。他们甚至会积极地提出一些与系统成员迄今为止看法相左的观点,来作阐述或提问,以使体系中的其他成员提出新的见解。所以,旨在澄清当事人体验到的差异的提问尤为重要! 当然同时需要注意的是要让这一切在平静的谈话中进行,从而不会出现或引起新的纷争。当能看到更多不同于自己的观点时,我们会就变得更"智慧"。总之,多视角看问题也是创造性的基础,而创造性肯定比紧张和对抗更能帮助我们找到更好的答案。

除具备上述的态度外,系统式治疗师还需要具备良好的提问技巧或者其他的工具，以使不同的观点殊途同归。

例如可以问彼得："在您看来，您或者您的哪些行为最令克劳斯生气？"在这种情况下克劳斯一定会全神贯注地倾听彼得的回答。根据经验，他所听到的肯定不会与他先前所想的完全一致。经验还表明，我们所猜测的我们让他人讨厌的地方，实际上仅有小部分与他人的感受一致。

他也可以问克劳斯："您认为，在你们过去的相处中，哪些事情最容易使彼得感到受到挑衅和伤害？"

通过这样的问题，当事人就可以很容易去谈及他们所体验到的不同。人们会彼此学习着去合作、在合作中去认识各自的角色，对于相互之间发生的事情去承担自己的责任。

有时，系统式治疗师会采用一些互动的方法来取代谈话。例如，咨询师可以通过让彼得摆放代表他、克劳斯和乔治的雕塑来呈现三人间的关系、距离、视线、姿势，以及一句经典的话（谁和谁距离比较近，谁在看着谁，谁和谁亲疏如何）均可被用作工具。彼得无须多言，就可将他对关系的看法表达出来。然后，其他两人可以对此进行调整，表达他们不同的看法。这时就可以讨论，即如果人们"彼此"友好相处，会产生哪些结果。彼得和克劳斯在发生加薪纠纷前的关系和现在的关系也可以通过雕塑得以呈现，且极具启发性：致使各自行为发生改变的差异、发展过程和生活背景会因而变得一目了然。

当然也可以相互讨论，在雕塑排列中哪些变化比较有利，一个良好的工作关系是怎样的。这同样是谈话的基础。为了使事情有可能朝着所期待的方向发展，谁可以做些什么，或者必须让谁做些什么。

在此过程中，始终要注意的是在系统中改变视角。对于这个重要的方法，印第安人谙熟此理，他们有句谚语曰：登他人之履，行百步之路！不同的是，系统式咨询师更喜欢谈论视角的转变。当事人从中可以学到并有机会认识到，哪些改变是可能的，以及达成这样的改变他所需要承担的责任。

简单的视角转换——示例 1

1. 请回忆一次过去曾经发生过,或者现在面临的、中等程度的冲突。

2. 请想象一下,你对对方的感受是怎样的?

3. 请拿一张纸,写下几个能够表述对方性格的关键词。给自己一些时间,直到您想出一些能够准确表达的词。

4. 请把这些词圈起来:这就是您对对方的印象! 他真的是……(请找出一个贴切的描述)!

5. 现在请思考一下,哪些人喜欢甚至爱着和您发生冲突那个人。您想到的也许是他的伴侣,也许是他一个非常要好的朋友! 当然您很难想象,这种人也会有人爱。他们肯定是瞎了眼……

6. 请您站在他的伴侣或朋友的角度换位思考一下,尽管这非常的难:他在他的伴侣或者朋友的眼中是一个怎样的人?

7. 此时在这个角度,您会想到哪些词来描述他好的性格? 请把这些词写下来。请继续给自己一些时间,直到将那些词全部写出来为止。

8. 请把这些词也圈起来。您会得出一个截然不同的印象。

9. 请设想一下,在固有的印象下您会怎样对待他,如果在另外一种印象之下您又会怎样对待他?

10. 如果这些差异同时出现将会发生怎样的反应呢?

简单的视角转换——示例 2

1. 请思考一下,您最近遇到的中等难度的问题是什么? 您能想到些什么?

2. 请思考一下,在这个问题上您身边的哪些人可以信任? 您想到了谁? 请确定一位或者两位(根据您想要对此问题进行工作的程度而定)。

3. 现在请考虑一下,除了家里人和熟人圈之外,还能想到哪些人,例如:童话人物、宗教人物,之前的老师或明星,过去曾经是或者现在仍然是您生活中的偶像或者引路人。请看一看,他们组成的是一个什么样的有趣的团体。

4. 现在再根据直觉确定一下,您现在对谁特别感兴趣,然后把他从中找出来。

5. 试着进入他的角色并站在他的角度来看这个世界。然后想象一下,他将会如何看待您和这个世界。他将会跟您说些什么? 又将会给您提出怎样的建议? 他又将会怎样去论证他的建议?

6. 如果愿意的话,也可以继续在其他问题上来尝试这样的方法。

7. 如此一番之后:您会觉得有哪些不同? 透过他人的眼睛看自己的问题会是什么样的感觉?

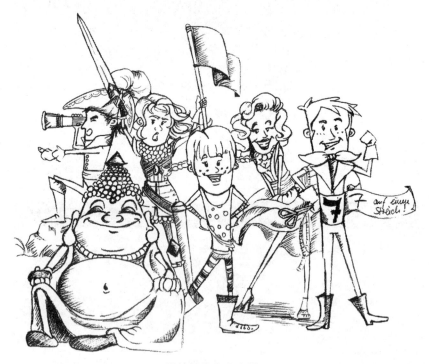

您的偶像会怎么说?

在工作中,系统式治疗师就是这样使用现实生活之外的观察方式和视角(或登他人之履)的。当然这些只是推测和幻想:谁会知道,对于现在所面临的问题,詹姆斯·迪恩(James Dean)①那个已经过世的亲爱的老师,小红帽的祖母或者达斯·维德(Darth Vader)②会说些什么呢。代入一些不存在或是一些虚构的人物角色,并从他们的角度来评论自己的处境,这看起来似乎有些疯狂。但这种练习拓宽了我们看待问题的视角,拓展了对处境描述的多样性,增加了行为的可能性。在创造性训练中也有类似的训练,这样一来,我们可以摒弃自己狭隘的思维定势,采用其他的视角,登他人之履,行百步之路,人们会因此而变得更加智慧。

🖐 3.4　学会重新审视熟悉的东西:重构 🖐

东方的一位国王有一天做了一个噩梦:他梦见自己所有的牙齿都接二连三地掉了下来。这个梦令他惴惴不安,于是他唤来了占卜师帮他解梦。占卜师忧心忡忡地对国王说:"我不得不告诉您一件令人伤心的消息:您将会相继失去您的亲人,就如梦里您的牙齿相继脱落一样。"国王听罢恼羞成怒,当即就把这个人投入了地牢。接着他又召见了第二个占卜师,并向其询问。这个占卜师听完梦之后说道:"我很荣幸地向陛下您通报一件令人欣喜的消息,您将比您所有的亲人都活得久、寿命更长。"国王听了之后非常高兴,重重赏赐了他。

一位女士在某个周五去看医生,医生给她开了药,并给她留了

---

① 詹姆斯·拜伦·迪恩(1931—1955),著名美国电影演员,他尝试以各种反社会行为来表达不满。他以反叛奏响了一个时代的序曲,当那个时代结束后,他仍然是屹立不倒的偶像,并和肯尼迪总统、梦露、猫王等被美国媒体选为"美国十大文化偶像"。(源于网络)

② 达斯·维德(Darth Vader),原名阿纳金·天行者,是星球大战中的重要人物。也是黑暗尊主,还是绝地的灾难、原力黑暗面的大师和皇帝最信任的臣仆之一。他拥有强大的原力与高超的武艺,以及多项惊人的天赋。(源于网络)

自己的电话号码，以便她在病情发生变化时能及时联系到他。对于医生的关照，该女士备感荣幸。而她的母亲听她讲完之后却甚是担心，她说：倘若一个医生连周末都会来的话，事情一定挺严重的。而她爱吃醋的男朋友也满腹狐疑地想，这个医生是不是想打她漂亮女朋友的主意啊！

从不同的角度对同一件事情进行叙述，则会产生不同的效果。系统式治疗师在咨询和治疗中就利用了这种效应，他们将其称为重构或改释，即：将事件置于一个新的框架中，以找出新的视角和行为方式，给事件讲述者或亲历者以新的诠释。早在数百年前，重构就在文学作品和宗教中出现了。许多笑话也与之相关：

> 一个来自得克萨斯州的人，在欧洲旅行时来到了他的祖籍——黑森林，相比这里，得克萨斯州的一切都显得更加高大上。一位当地的农民骄傲地向他炫耀自己的院子、林地、牲畜和牧场。接着，作为一位农场主，得克萨斯人也开始讲述他的情况，他说："平时在家我早上 7 点就开上吉普车，带上猎枪和家人，以及足够的干粮，一路向西行驶，晚上稍事休息，次日凌晨又动身出发，一直不停地向西行驶，傍晚快 4 点的时候才到达我的农场边上。你知道吗？这就是得克萨斯，年轻人！"这位黑森林的农民若有所思地点着头说："噢，噢，以前我也有过这样一辆破拖拉机。"

重构往往蕴含着幽默的元素，与事件保持一定的距离，秉持一种玩笑的态度，这听起来不足为奇。但当我们如牛负重的时候，我们常陷身于问题之中，一叶障目，不得其解，在冥思苦想的旋涡中兜兜转转。

> "我对孩子们妥协太多，还经常是立即马上，总是不会说'不'。事后我又很恼火，他们从不把我放在眼里"。女咨询师从另一个角度来回应她："我理解：您非常爱您的孩子，总是想倾其所有去爱

他们。现在您想有所改变，想寻找其他的方式让您的孩子明白您有多爱他们。同时您也想学会如何适时地说'不'，并坚定地拒绝——尽管您非常爱您的孩子！"

这种观点往往令人大感意外，因为当事人认为：我和孩子之间总是没有边界，我不是一个好妈妈，而这种观点则为当事人提供了全新的视角，即：作为母亲，您想要学习一些新东西。您爱您的孩子，所以才会任其所为。现在您想学一些其他表达爱的方式，同时也想保持边界。

系统式咨询师总是尝试着去解读行为或问题背后的信息，而不是像当事人那样僵化地看待问题。于是大多数问题会变得可以理解，很多都会迎刃而解，甚至还有些问题会不攻自破。但是我们怎样才能找到隐藏在问题背后（问题之外或问题之中）的信息呢？为此我们需要尝试各种新的视角，从不同的角度来观察问题。

我们可以将某种令人反感的行为看作是一种表达美好意愿的方式。为此我们可以自问，从这个行为背后能够看到哪些动机。

对一个在课堂上总是捣乱的孩子您可以说："你花费了大量精力使自己成为一个能给朋友们带来许多欢乐的优秀喜剧演员，你做得非常好。为了不让自己有太多压力，现在你还应该了解哪些场合适合这么做，哪些场合最好不要做。"

对一个雄心勃勃、由于工作压力太大而不时头痛的女经理您可以说："从症状上来看，头痛似乎是您超负荷工作的信号。您头痛的时候，是唯一允许自己放慢节奏的时刻。在工作中你可以慢一个档，回到家以后也能够去向丈夫和孩子寻求帮助。然后你就可以在头不那么疼的时候也可以适当地睁一只眼闭一只眼。我们怎么才能学会，在头不疼的时候也能去爱惜一下自己呢？"

同样，某种令人难以理解的奇怪的行为，在生命的某个阶段可能具有重要作用。虽然，在当下，它可能看起来干扰到了我们的生活，或有些羞于启齿，但在当时，也许是应对困境的唯一尝试。

　　对一个曾遭受性侵的女性来讲，她反复处于一种"痴痴傻傻、缄默不语"状态中、无法正常思考，自己觉得十分糟糕。这时您可以说："我有一种感觉，每当谈到一些对您有所触动的话题时，您总是会回避。它困扰着您，让您羞于启齿。而与此同时，这恰恰是您得以承受这一切的唯一可能性：当有什么事情发生时，您总是会完全切断自己的感受和想法，把自己从现实世界中抽离，躲到自己的世界里。换作他人，也许根本无法承受这一切。您应该看到，现在所困扰您的，曾是您身体一贯以来所作出的明智的反应！您的身体曾遍体鳞伤，现在它非常谨慎，对自己说：躲在自己的世界里，总是要好过一次次地受到伤害啊。也许您能够慢慢学会，去告诉您的身体，从现在起，您已能够很好地去保护它的安全了。"

　　如果我们能够反问，在那些困扰我们的行为背后，蕴藏着哪些能力的话，有时会得出一些出乎意料的想法，因为某种行为在某种情况下，有可能会成为很大的阻碍，但在另外的情况下，却也有可能是一种非常重要的资源：

　　对一个经常和老师寻衅滋事的青少年，您可以说："我很欣赏你那种一而再，再而三挑起事端的勇气。你有胆量做别人所不敢做的事，你反应敏捷，表达准确。你总能迅速地找出可以激怒对方的点。然而可惜的是，你所发挥的这个能力，总是不断地将自己扯入麻烦之中。你想象一下：智慧、直觉、胆识、随机应变的能力、机智敏捷，还有毅力等，所有这一切你都有过之而无不及！天哪，我立刻想到的 20 个人中，几乎没有像你这样的……"

　　如果我们能从另一个角度看到藏在"弊"中的利，就向一个良好的解决方案迈出了第一步。这能够激发我们的创造力，并有助于我们获

得一些新的想法,发现一些异于惯常的行为方式。在咨询中,这种重构
常常能够点燃柳暗花明的火花。

    一个雄心勃勃的年轻的女企业家,由于各种紧张的症状而进
入客卿。在一开始她就意识到,她在工作业绩上对自己要求过于
苛刻。她回忆说,一直以来,父亲对她要求都很高,因此她和父亲
的关系很糟糕。她参加了减压训练班,在那里我们问到了她的家
族史:她的父亲是南欧一个贫穷农民家中最小的儿子。在他们家
里有一个基本规矩,就是为这个家庭出力的人才能先吃饭,而其他
人,例如作为最小的儿子,他只能吃些残羹剩饭。饥饿一直伴随着
他整个童年。他绝不想让他的孩子们再经受这一切! 因此他鼓励
孩子们要上进,尽管家境贫寒,他还是供女儿上了大学。在角色扮
演中,我们重现了当时吃饭时的情境;对这种情境的重新体验,戏
剧般地改变了女儿对爸爸的看法。她从一个全新的角度明白并理
解了这种行为。结果,她和父亲和解了,对于自己工作上的要求也
有所降低了。她也意识到,她从爸爸那里也继承了很多好的东西,
现在她能够更好地去看待问题了,她终于可以放松下来,更加地泰
然自若了。

硬币的另一面:重构的方式

    言语化的放松训练:在下面的描述(问题)中有哪些积极的方面?
请您先从下面的这些例子入手,然后再和您的日常生活联系起来:

汉斯(Hans)总是坐不住。

→ "汉斯好动,总有使不完的劲。"

"我 14 岁的儿子现在有很多的问题。"

→ "青春期总是没那么容易的! 他在试探自己的边界,至少现
    在是适当的时间。"

"我的妻子买东西时总是花很多时间才能作决定。"

→ "她非常谨慎,凡事总想追求完美,选择我时也是如此。"

"我的丈夫很固执,从不让步。"

→ "他能坚持自己的观点,同时也给了我贯彻实施的机会。"

"我的女儿很胆小。"

→ "她能仔细地去观察什么地方有危险,在某些情况下这是性命攸关的。"

苏珊(Susan)的老师过于严厉。

→ _____

盖尔达(Gerda)总是姗姗来迟。

→ _____

我的女儿很叛逆。

→ _____

重构的 5 个步骤

如果您想尝试一下,那就请您抽出一点时间,并准备一张纸。首先找出一个(自己的或您亲近的人的)让你头疼的行为,并回答以下 5 个问题。一个小提示:请对自己宽容些,开始时不要太难。

1. 请记录:哪种行为让您觉得困扰不堪? 请具体描述这种行为,但不要进行评价。

2. 这种让我们头疼的行为,在什么情境下是恰当的,正面的? 在何处,哪种情境下它曾经很重要或迄今为止它依然很重要?

3. 哪些能力在这种行为中得以展现? 他/我必须拥有什么能力,才能匹配这些行为呢? 他/我在哪些地方,才能以另外的方式,更好地发挥这些能力呢?

4. 当事人或我想要有意识或无意识达成何种积极的效果? 其中包括哪些积极的目的和初衷?

5. 还有哪些其他的行为方式,可能使当事人或使我同样或更容易达到上述目标呢? 她/我能够或可能从中学到些什么呢?

✋ 3.5 重建优势：资源取向 ✋

　　一对吵架吵得很激烈的夫妇前来咨询，两人都身强力壮，在吵架上都可谓行家。尽管有咨询师在场，无论谈及哪个话题，都是以激烈的口角和无休止的恶毒攻击而告终。在 5 次令人精疲力竭的访谈之后，咨询师提出了一个问题：你们天天这么吵，有没有那种不吵的时候？思考良久后，妻子答道："也有，买家具时我们没有吵。"丈夫也证实了这个说法。这实在有些出人意料。大多数伴侣恰恰在这些点上会争执不休，是选择北方的简约款式还是德国古老的豪华款式，是艳丽的花色还是淡雅的花色，是皮革的还是布料的等。在接下来的访谈中，谈话主题便转向这对夫妇怎样才能够试着去彼此倾听，最终达成一致。于是，截然不同的氛围出现了，他们开始会心的微笑，彼此间有了交流。这就为接下来的咨询来抛出了一根救命稻草：假如在其他问题上也像买家具时那样，那么您将会怎么做呢？

　　我们总是喜欢去谈论问题。如果我们将自己身陷问题的圈圈之中，那么感受到的只有痛苦、悲伤和愤怒。大多数时候，伴随着一些强烈的感觉，人们会表现得激动、暴躁或意志消沉。我们所有的能力和优势会因此而丧失。假如在这些情况下，我们能够去观察我们的大脑，那么会看到大脑中负责思考、创造力、解决问题、信心、活力的区域已经萎缩，似乎已丧失功能。我们的感觉受到了限制。此时要去寻找良好解决方案，有利的先决条件已不复存在。

　　因此，系统式治疗师会尽可能地去询问优势和资源，在理想情况下，甚至多于对问题细节的询问。我们想将目光拓宽到生活中成功的事情上，其中总有一些有用的内容。当我们需要进行异常艰难的转变时，则需要勇气、信心以及坚定的自我价值感。否则我们怎么能去应对转变带来的危机呢？系统式咨询中重要的一点是，使似乎被可怕的挫败困住的当事人，去关注他们生活中每一个微小的成功，使他们的目光转移到已克服的困难、他们的能力和所获得的微小成功上。

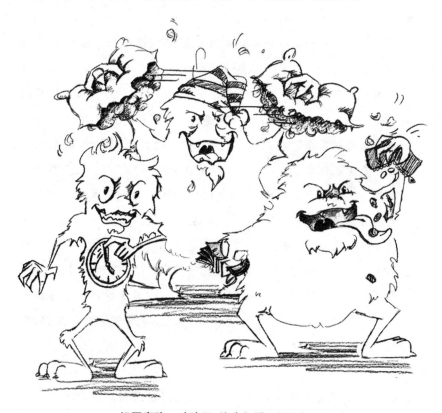

问题魔障一叶障目，使我们看不到积极面

这同样适用于在企业范围内的咨询，比如团队咨询。有时团队中的员工会陷入负面感觉的旋涡中，并互相传染，问题被放大，抱怨和指责成了最受欢迎的打发时间的方式，而自己对此却并不自知。因此，在诊断中，系统式治疗师总是会询问资源，例如：最近取得的最大的成功是什么？在逆境中，有哪些成功的事情？什么是值得团队成员们所信赖的？在哪些方面他们是满意的？未来将有哪些机会？有一个经典的作业，即：列举出存在的问题或需要转变的方面，同时也指出诸多成功之处。经常，在历经"万事开头难"之后,几乎总能成功地找到"低谷"之外的"高潮"。如果人们能回想起已取得的成功,心情就会发生明显的变化,就能更轻松地应对挑战。

没什么能比自身的成功更能激励人们进行转变或学习。只是在紧张的情况下,我们往往忽略这些成功,或是我们将这些方面完全驱逐出我们的生活。一些人放弃了去观察生活中的美好与成功。因而,系统式咨询师在工作中会使用很多"赞扬"技术。大大小小的成绩、进步和成功的提示成为希望的萌芽,而这在日常生活中却常常被忽视。

赞扬绝非空洞的客套,也并非出于好心的施舍,必须提及对方的表述或表现,不能笼统地说(您的能力很强!),而应列举出具体的行为。因而对咨询师来说,赞扬的前提是,能够看到硬币的另一面,在描述问题时能筛选出可贵、可爱、独特或值得关注的地方。德国的文化相对比较严苛,这与美国的那种"好美啊!"的口头禅大相径庭。当然在德国,如果赞扬是基于留心观察,人们对它会予以坦诚、积极的回应。

例如:对一个"陷入混乱"的单亲母亲(据推荐她来咨询的老师描述)可以说:"在您与三个孩子相处的所有困难中,最伟大的工程就是确保了他们的饮食起居。您总是为每一个孩子操心,并极尽所能给予他们所需要的东西。我几乎难以想象,你一个人独自承担照顾三个年幼孩子的责任。"

一对父母抱怨他们的儿子在学校问题百出,在家里还经常和他们顶嘴。一开始我们问,他们儿子能做好什么事情。他们淡淡地说:"目前我们没有发现他能做什么。"当让他们再仔细想想,儿子有什么长处时,他们嘟囔着说:"电脑和足球";经过进一步询问我们得知,他在这方面非常努力,他能非常专注地去做一件事情,直到完成为止;他有很多朋友,并对他们有求必应。这个沉默寡言的男孩开始注意倾听,明显变得活跃起来。过去的几个月里,他从未从父亲的口中听到这样的话。这种资源取向的问题改变了初始的敌对氛围,尤其是为建设性的交谈打开了一扇门,提高了这个男孩和他父母的自尊。这说明:既然存在积极面,就不会一无是处。

在许多冲突中,我们总是对一些细微的变化视而不见。我们墨守成规,以至于忽略了对方微小的进步。结果我们仍秉持着对他人的负面印象,且顽固不化。这正是我们需要听取局外人意见的时候。如果咨询师在行为观察方面训练有素,能够迅速地发现当事人一些善意的动机、积极的变化、建设性的尝试,并能够提出赞扬的话,这将会大有裨益,如:

> "我此刻能够感受到,您确实在倾听你妻子说话,不像从前那样马上争辩或直言不讳。我认为这是一个非常重要的变化。"

> "真的,非常了不起,在我们谈话的过程中,您站起身,抚摸着伊芙(Yvonne)并很清楚地对她说,她应该冷静点,不要在屋子里乱扔积木。您肯定注意到了,这样做很管用。我相信,比起您从沙发上跳起来大喊着让她安静,这样做,伊芙能更好地理解你。多好啊! 如果经常这样做的话,不知道您意下如何?"

如何走出"问题迷雾"

下列考虑问题的方向有助于我们走出"问题迷雾"。它能够推动工作的进展,即使目前不存在问题,它也是有益的。

——您的优势和能力是什么? 您最好的朋友和亲属会怎么说呢?

——在您目前的家庭生活中,哪些方面是进展顺利的? 哪些需要维持,不需要任何改变?

——在您的一生中,最令您骄傲的是什么? 哪些令您最为满意?

——在您过去的家庭/团队/组织生活中,哪些阶段是尤为成功和幸福的? 过去的两年中你生活的"亮点"是什么?

——帮您渡过难关、克服困难的是什么？您是怎样做的？您从中学到了什么，它们又是怎样让您在之后的人生中受益的？

——您得到了哪些来自家庭或是朋友的支持？哪些是您可以信赖的？哪些同事和领导给您提供了支持？您的公司为您提供了哪些有利的机会？对此你需要感激哪些相关的重要人士？您告诉过他们吗？

——什么是您力量的源泉？您从哪里获得了生活的乐趣？在您的生活中，哪些部分是您无论如何都不能压缩的？

"快乐——日志"

每天晚上用半小时来写段日志：今天什么让我感到快乐？我成功地做了哪些事情？哪些事情令我很满意，甚至有些自豪？

其中要注意一些微小的事情，如：尽管工作充满压力，但仍旧可以和同事们一起去喝咖啡，准时赴约，各种犹豫之后您终于拨通了的电话，儿子幸福的笑容，路旁的鲜花等。

3.6 以目标取代问题： 以解决问题为导向

一位印第安老人和他的孙子讲："我的心里住了两匹狼。一匹是黑暗之狼，饱含恐惧、猜疑和嫉妒。另一匹是光明之狼，充满了爱、信任以及对生活的热爱。这两匹狼无时无刻不在彼此斗争。""哪匹胜了？"他的孙子问道。"我喂的那匹赢了。"印第安人说。

当我们状态不好时，当我们身处压力和负荷之下时，我们常常花很多时间来思考问题本身，并去追根究底。这种逻辑看似合理：当我们弄清问题源于何处，也就意味着能够找到解决之道。当然这有时是能够行得通,但大多数时候还是无济于事的,尤其当涉及处理复杂的人与人之间的问题时。当您得知您的车无法启动是因为没有电,那么您就知道接下来该怎么办。但如果您发现,您的考试焦虑和您极其严厉的父亲有关,那么您也能知道,该怎样去摆脱您的焦虑吗?

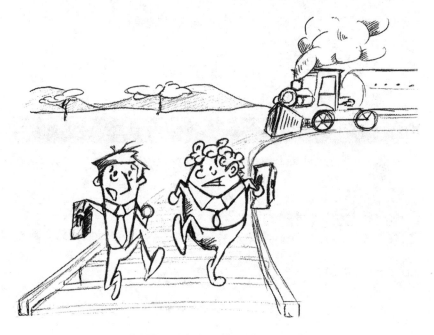

"再看不到岔路口,我们就完蛋了。"

过多地对问题本身进行思考,还会带来其他的负面影响:过分地专注于您的问题,甚至沉溺其中,把精力都放到过去,正如上面那个小故事中的印第安人一样,更容易去强化问题。在上一章中我们提到了"问题迷雾",当人们被问题所囚禁,便会忽略近在咫尺的答案——两者在同一条轨道上。此时问题会占据上风,而我们对此会觉得愈加无能为力。格奥尔格·诺伊马克(Georg Neumark)①早在 1641 年就已经认识到这点,正如他在一组(流传至今的)赞美诗中描述的一样:

---

① 格奥尔格·诺伊马克(Georg Neumark, 1621—1681):德国赞美诗作者,作曲家。(源于网络)

深沉的忧虑能给我们带来什么,痛苦和呻吟能带来什么?

如果我们在每个清晨哀叹我们的不幸,那又如何?

我们手画十字架,悲伤却让苦痛愈演愈烈。

这些认识引起了系统式治疗师的思考,他们和来访者更多讨论解决的可能性,而不是去关注沉重的问题。而这样的结果往往是鼓舞人心且出人意料的。

一对年轻的夫妇和他们 9 岁的儿子一起来咨询。他出现了严重的焦虑,无法离开母亲,当母亲离家去购物时,他会异常惊慌失措。为解决这个问题,父母尝试了各种办法,但都无济于事。父亲有些恼火和不屑,母亲的反应则是紧张和极度的担心。为了能够更好地理解这种焦虑反应,访谈中我询问了问题出现的情境和发生史。显然,在过去几年,这个家庭必须与许多动荡抗衡,还有两次,父母竟然不得不让孩子独自待着,这让小家伙惊恐万分。这些情况让我采取了第一个干预措施,即将这种焦虑看作是一种儿童应对压力的正常反应。我们感受到这个重构(在 3.4 中提及)使家庭如释重负,因为儿童的反应被正常化,而非被看作一种病态或障碍。随后我们花了很多的时间去讨论,是不是也有一些例外的情况,他们的孩子很好应对了独自一人或是令母亲害怕的场景。这点彻底改变了目前的基调:母亲发现,儿子在某些情况下表现得很好而且很有能力,紧张和担心让她完全忽略了这些。这样一来,重要的资源就凸显了出来。隐藏在儿子的焦虑背后,父母之间由于谁应对此负责而起的争执,也逐渐浮出水面。接下来的问题燃起了这个家庭改变的愿望:如果一切都变得好起来,会是什么样子的? 朝着这个方向的微小进步是什么样子的? 此时,儿子表现得非常积极,他想尽快摆脱这种焦虑。这个家庭也因而被引导着去关注解决方案,他们将更多的精力用于寻找解决方案而非问题本身。在访谈过程中,我们能够感受到整个希望酝酿的过程。这个家庭带着羞耻感、内疚和无助而来,带着信心和如何一步步去克服困难的想法而离开。

这种以解决问题为导向的技巧,不仅可以用在治疗和咨询中,还适用于生活中的许多领域。在面对学校、职业、企业、邻里关系中的冲突和问题时,相比对原因和责任穷追不舍,以解决为导向的方法一再彰显了其优势。对于问题的理解和认识,不一定能使我们更接近解决方案;如果我们想要开一把锁,有时候找到一把合适的钥匙就足够了;当我们有了钥匙,就无须去了解门锁的机械构造了。

以解决为取向的方法,首先需要相信患者有自己解决问题的能力。至于这个想法是不是在所有情境下都是真实而正确的,其实并不重要。重要的是,这可以帮助一个困在问题中的人,去找到一个好的解决途径。已有研究明确证明其在治疗和咨询中的效用性,神经生物学也有令人印象深刻的证据。更多的将在以下进一步阐释。(3.7 和 5.6)

系统式咨询师有以下基本思路:

对每一个问题的描述都已经囊括了解决方案在内。如果不知道问题的具体内容究竟是什么,能够怎样改变或改善的话,我们就无法称之为问题。

每个人自身都有很多解决问题所需要的资源和能力,也因此人们能够实现自己生命的意义。

当人们对自己的资源视而不见时,问题就会产生并激化。正如当我们把注意力放在困难和负担上时一样。

没有一个问题会无时无刻不存在着。我们应该找出问题不存在的时候,这种例外往往是解决方法的萌芽。

当人们体验到自己的能力和成功时,改变就会变得更容易。此时重要的是:将目光放到可能性和可改变之处,同时为迈向成功做出相应的小小的计划。

成功激发动力,同时也能使人们克服困难。应去感受那些微小的成功,去欣赏和庆祝他们。这一点是至关重要的,但也是最常被忘记的!

因此,系统式咨询师的角色并非是一个通晓解决方案的专家。他们将来访者的目光导向解决方案,远离问题本身。他们帮助来访者去发展出自己的答案。治疗的目标不是去依赖聪明的专家,而是培养他们解决问题的勇气、自我价值以及能力。为达成这些目标,可通过一些巧妙的问题来激发来访者的思考,或者通过角色扮演和练习。

有哪些有用的问题,能把人们从问题迷雾中引向寻找答案的路途?一方面,在开始咨询前,咨询师就应就问题的变化进行询问。寻求专业的帮助对任何人来说都不是轻而易举的。通常来访者自己做出寻求帮助的决定,这本身就能够强化克服问题的决心。接下来人们的行为在不知不觉中发生了变化,同时也已渐渐发展出一些他们自己尚未意识到的、微小的解决方案。在之后的咨询中,具体的问题通常会激发一些令人惊讶的顿悟。

关于例外的提问是重中之重。没有任何问题是永远存在或一成不变的。如果我们发现,在哪种情况下,"懒保罗"可以一动不动地写作业或集中精力做某事,我们就能获悉一些有价值的信息,能够帮助我们找到解决方案的线索。这些答案往往会令来访者大吃一惊,因为他们自己都没有注意到,居然还有毫无问题或问题很少的时候。

一位企业高管在一次客卿中提到,她因团队的一个新项目而受到了严厉的批评,甚至是强烈的反对。这种情况最近频繁出现。仔细询问后终于弄清楚,事实上是有 3 个代表明确地提出了异议,5 名员工对此无动于衷或反应平淡,另外 4 名表示同意(在团队中小心谨慎,在个人访谈中清楚地表示)。而这几个代表在其他项目中却表现得非常合作,全情投入。通过这样的观察,她看到了新的解决问题的可能性:她从这几方面展开了工作,使支持者能更多用言语来表达支持,从而她就能够从容地应对批评,并发现:只有一位批评者的言论是出于个人原因，而其他人从事实方面进行了质疑。接下来的会面就会变得更有建设性了。

以解决为导向的一个经典策略是"奇迹式问题"，当您一觉醒来，出现了一个奇迹，您生活中所有的问题都魔幻般地不翼而飞了，那么明天会有什么不同呢？通过这种问题或类似的问题，我们邀请来访者去想象问题已被克服了的情景。我们现在已经知道，仅仅就克服问题进行认真缜密的思考，就已经是迈向解决的第一步了。

除提问之外，许多系统式咨询师也很乐意和他们的来访者玩一些游戏。问题行为会通过角色扮演来得到调整。在收集了一些想法之后，诸如问题应该如何得到克服，或解决问题的第一步可能是什么样的之类，这些想法会被尝试并演绎出来（例如家庭作业，或是睡前谈话，和同事进行一次困难的谈话，面向董事会的演讲）。锚定解决方案的谈话往往要比一次解决问题的会谈更有效。当涉及家庭问题时：如果玩游戏的话，年幼的孩子会非常兴奋。他们会迸发出一些出人意料的想法，因为游戏正是他们的语言。

奇迹式问题

如果您目前正为某个问题而绞尽脑汁，那么请用半个小时来思考以下的问题。您也可以和一个信任的人一起做，他无须给出什么好的建议，只要简单地去倾听和询问。

假设，今晚出现一个奇迹，而后所有的问题都消失了。

——清晨醒来之后，您是怎么意识到问题都不翼而飞了呢？请具体说说看？

——之后，您早上最先做的是什么？然后呢？

——谁最先意识到问题消失了？然后会是谁？

——当问题突然消失时，您最想念的会是什么？

——当您已经克服了大部分问题，您的生活会是什么样子的，您会和今天有哪些<u>不同</u>？

——为这个问题的解决或改善,其他人会做些什么呢?

——对此谁会最惊讶?

——如果问题消失了,谁的反应会比较强烈,谁的反应会比较弱,谁又会无动于衷呢?您能用数值1—10来估计一下他们的程度吗?(数值越高,反应程度越强烈)

3.7　爱、好奇心、游戏:学习的神经生物学

我们一直在学习——其实只是学什么和怎么学!人类的大脑一直到很老都在不停地改变。每一次经历,每一个学习的情境,都在大脑内形成新的结构。神经细胞间的链接和组织构造得到增强或是重新构建。在大脑的某些部分甚至会产生新的神经元并且建立新的神经网络。即使是现在,当您读到这个部分时,您的头颅下的神经通路也在发生着变化。大脑的使用就像肌肉一样:我们经常使用的神经连接会变得更强,我们不用的会相应地萎缩。这种现象被称为神经可塑性(神经元/神经元的可变性)。这在几十年前还被认为是无稽之谈。有趣的是,早在20世纪20年代其实就有了相关的第一个科学研究证据。科学家们太固执己见:主流观点认为大脑在成熟后会保持一成不变,甚至还会有一些神经元凋亡。如今看来这些观点是不合时宜的。

我们可以将我们的大脑想象成一个正在进行各种施工的交通网络,终身进行着持续改建。这种改造和扩建的过程有赖于我们自身及我们的环境输入大脑中的经验。这就意味着,一直以来,我们通过获取经验的方式,通过我们的思考,言语和行动共同参与着构建我们大脑的过程;正如上一章开头的印第安人和他的孙子的小故事中讲述的那样。

无论怎样的经验,积极的或是消极的,大脑中都持续发生着这样的

结构改变。这种共识由来已久，犹太人典籍《塔木德》[①]中的一段话简洁而富有诗意地描述了这个观点。

> 注意你的思想，因为它会变成你的言语。
>
> 注意你的言语，因为它会变成你的行动。
>
> 注意你的行动，因为它会变成你的习惯。
>
> 注意你的习惯，因为它会成为你的命运。

例如：当我认为世界是糟糕的，没有人会对真正的关系（与我的更不可能）感兴趣，我就会越来越这样觉得，我的观点都会被证实。同时，与脑生理水平相应的情绪状态也随之被训练出来。我们越频繁地这样认为，相应的感觉也一直那样存在着，它们也就被越深刻地印刻到我们的神经版图中。因此，这种想法和感受出现的概率随之增加，因为与此相关的神经网络已得到了扩建。即使是最轻微的挫折也能启动整个程序。结果：我将不再信任任何人并远离他们。矫正这种（错误）经验的可能性也随之降低。我带着自己的负面情绪以及"聪明才智"来取悦我周围的一切。结果：他们会认为我是一个郁郁寡欢的人，很多人将远离我。这也再度印证了我对世界的认知。若这种循环周而复始，它会嵌入我的神经网络，我周围环境的组织结构及社会系统中。我所想的，就成了我的命运。

反之亦如此，当我看到生活中积极的一面，并且很友好地对待他人，得到友好的回馈和美好经验的可能性也会增加。一个乐观的生活态度和个性也会铭刻在大脑里。

好消息是：任何时候去改变我们的观念都为时不晚！至于何时是学习最好的时机，怎样去进行最好的学习，是我们必须要去考虑的。这也就意味着需要从甲板上扔掉一些陈旧的观点。

---

① 《塔木德》是 Mesorah Pubns Ltd 出版社出版的图书，作者是塔木德。《塔木德》是流传 3 300 多年的犹太智慧羊皮卷，一本犹太人从生到死研读的书籍。犹太教口传律法的汇编。（源于网络）

　　这时也就引入了一些重要的问题：在怎样的条件下，我们可以更好地学习和发展自己？这里有一些答案！

　　爱——我们在好的关系中学习。我们都携带着一些古老的行为程序，它们为我们祖先的存活提供了有利条件，因而在进化过程中得以发展。其中有一些负责学习过程，这些程序相互交织，当有感觉的时候，我们总是能够高效地学习。著名的神经生物学家吉拉德·胡特尔（Gerald Hüther）在他的一次演讲中说道："那些没有经过腹部的东西，也不会留在脑袋里。"诺贝尔经济学奖的获得者埃里克·坎德尔（Eric Kandel）在接受记者采访时也发表过类似的言论："当某个内容非常重要，当某种情绪非常强烈，当某件事情一直不停地重复时，在长期记忆里的储存效果就会特别好。"

　　其中最强烈的感觉状态是爱以及人和人之间的关系。在 3.1 中已提到相关的内容，为什么当我们感受到被爱的时候，学习过程会得以强化？所有对环境的变化有特别的适应能力的群居动物，都要经过一个特定的学习期。在此期间它们从长辈／父母那里习得重要的生存技能。在一个安全的联结下，在充满关爱的照料下，这个过程才得以最顺利地进行：今天我们都知道，这种关系会对细胞乃至基因的水平产生影响并留下印痕。例如说鼠类，被妈妈舔得越多，越是被悉心照料，抗压能力也就越强。这能够使动物的细胞结构和 DNA 产生变化。（举一反三：我们的基因影响着我们的行为，我们从环境中得到的经验也影响着我们的基因结构）。越少感受到压力的动物学习得越好越快。

　　和谐的关系，一次好的谈话或是身体的碰触，都能够减少压力荷尔蒙的释放。当我们感觉到受到重视和支持的时候，我们的大脑就能够更好地工作。我们解决问题的能力和创造力，动力和耐力都得以提升。通过最新的神经生物学研究，我们得知，爱的体验、尊重和支持会给大脑的重建及其功能带来变化。

　　因此系统式治疗师非常重视与来访者之间信任关系的建立。解决问题，扔掉陈旧的观念，尝试新的东西，这些通常在良好而极具安全性的关系中才可得以实现。

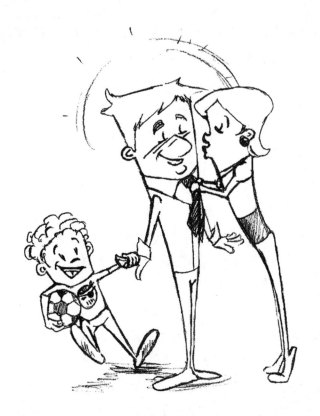

　　在与一位年轻男子的首次访谈中,他自己将自己描述为"简直是一团糟",在访谈的最后,我谈到了我从他身上及从他的描述中发现的优点。他坚持认为这是心理学上的说辞,我仍然坚持我的看法,他的脸上除了怀疑之外还有某种喜悦好奇的光辉在闪烁。这种表情来去匆匆,但是停留的时间一次比一次长。所说的这些让我筋疲力尽,但我看到自己已经播下了希望的种子,他并非"一无是处",在他身上蕴藏着自己的价值。

　　好奇心——在感到好奇的时候去学习!当我们遇到新鲜的东西或者是感到惊喜时,多巴胺,这种大脑中非常重要的物质,其分泌就会增多。此时,身体里的内啡肽(我们的"幸福激素")得以释放出来。浓度升高的多巴胺可将区域内或区域间增强的神经元连接在一起,并迅速将这种体验储存起来。大脑的学习中枢活跃起来,我们的情绪也随之高涨。在这种情况下,在进化中发展出来的内在程序似乎在和我们说:"现在这个时刻非常珍贵且重要,我们应该好好的记录",并且:学习是自然而然的过程,它与积极的情绪和兴趣联系在一起(如果不是被恐惧占据的回避性学习)。为什么在进化的过程中会形成这样的模式呢?它使动物们得以存活下去。充满好奇心,善于学习的动物具有生存优势。相比那些对什么都置若罔闻的同类,它们能够更好地找到食物聚集的地方,筑巢的机会,以及庇护场所——它们能够更好地记住这些。

这个令人瞩目的结论恰恰证实了许多系统式和家庭治疗先驱一再强调的结论:当人们相信自己非常有能力且对至今自身尚未探索到的资源充满好奇时,是能最好地改变自己的时候。这让我们想到系统式治疗的先驱之一弗吉尼亚·萨提亚(Virginia Satir)一再强调的自我价值。(她的重要著作之一为《自我价值与沟通》)。

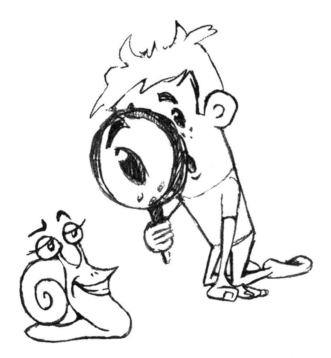

这也就意味着,咨询师的任务就是帮助他们的来访者去发现他们的能力,并帮助他们继续发展。这需要一步步微小的变化,促成成功和唤醒自信心。然后令人惊讶和迅速的发展即会成为可能。

游戏——在我们心情愉悦的时候去学习！我们从前总是玩，"Ledig-Rowohlt 出版社的办公室有一架电动铁轨！我们常常在那里连续玩数小时，经常在玩的时候会灵光乍现。这正是我在 Rowohlt[①] 当项目负责人的时光。那时充满了轻松、消遣和欢乐。只有在玩耍时，人才会变成一个纯粹的人——席勒（Schiller）[②]。"[弗里茨·拉达茨（Fritz Raddatz）[③] 2010 年在接受法兰克福评论报的采访时如是说。]

愉悦和游戏如同爱和好奇心是类似的感觉状态，都能够提高我们的学习能力。原因何在？年幼的动物和孩童通过玩耍能够学到很多社交技能：尝试新的东西，回应对方，评估力量，承受失败，享受成功，并非生硬地对抗，而是共同去完成一些东西等。为在群体中生存下来，他们需要这些技能。因而，游戏，尤其是自由玩耍，嬉笑打闹是一种不可估量的学习活动。除了可以获得一些非常实用的技能之外，在游戏中，正如美国的神经生物学家雅克·潘克塞普（Jaak Panksepp）所说的，还能形成"社会脑"。潘克塞普（Panksepp）发现一个很好的例子，老鼠在玩耍时会笑！还有：玩得多和笑得多的老鼠更聪明，有更多的接触也更容易受到同类的青睐。

由此可知，充满幽默感，乐趣，欢笑，与身体运动相关的治疗和教育工作，都利于学习和再学习。巴黎家庭治疗师克罗尔·嘎玛尔（Carole Gammer）有着一个年幼孩子，经常和家庭一起工作，她对这一点的展示令人印象深刻。她将问题情境在角色扮演游戏中呈现出来，尝试寻找解决方案，同时加入了一些夸张、荒诞、搞笑的元素，并鼓励参与者学习怎么去自嘲。除了孩子们会兴致勃勃地参与外，同时也唤醒了成年人对游戏的兴趣和创造性解决问题的能力。欢笑和游戏能够使获得的知识和习得的本领持续得更久。共同尝试新的东西，并分享解决方案，会使这种转变更容易移植到日常生活中。

---

① Ledig-Rowohlt：于 1908 年成立于莱比锡，德国一家著名的出版社。（源于网络）
② 约翰·克里斯托弗·弗里德里希·冯·席勒（1759 年 11 月 10 日—1805 年 5 月 9 日），通常被称为弗里德里希·席勒，德国 18 世纪著名诗人、作家、哲学家、历史学家和剧作家，德国启蒙文学的代表人物之一。（源于网络）
③ 弗里茨·约·拉达茨（F. J. Raddatz）德国当代文学批评界泰斗。（源于网络）

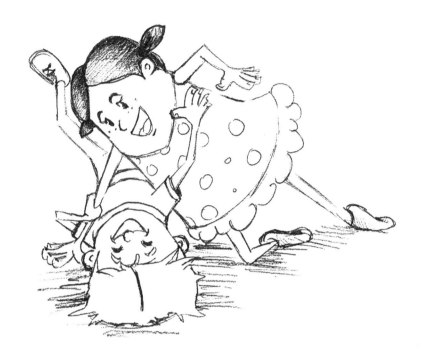

在练习中学习 从神经生物学的角度来解释,即:当成功的行为一再得到重复,神经连接会不断地得到建立。当然,这也适用于所有毁灭性行为,这再次明确指出,在变化的过程中,我们需要给予积极创新多大的空间。同时,我们也需要不停重复积极的新内容和积极的新行为。我们越是不停地尝试新行为,相应的脑神经连接也会越来越强,就像肌肉一样。

或许最重要的应该是从既往的成功中去学到一些东西。没有什么比成功更具有推动力了。成功能在挫折以及消极的感受之后加强自我价值和对自我能力的信任,它的效用正如同彼此间的欢愉以及人与人之间的联结。从神经生物学和系统式思维综合来看,当我们激发出积极的情绪并将它们代入行为、活动中时,我们就能够获得持续性的成功。当爱、好奇心、游戏共同起作用时,新的解决方案也就唾手可得了。

然而,这种逻辑反过来也适用:我们越去关注自身的问题,越为此投入大量的精力,并沉湎于此,从脑生理层面,它们也会被强化。与这些想法相连的神经通路得以建立,负责悲伤、失望或沮丧情绪的脑区也会被强化。这些状态是能够被训练的。许多系统式的治疗方法正是由此而来。掉进洞里的人，如果为了下次不再重蹈覆辙而去研究洞穴，则会鲜有所获！但当他不停地尝试去开辟另外的道路时，他将会获益匪浅。

系统式治疗的先驱们很早就开始使用这种以解决问题为导向的方法了。如今神经生物学研究结果也指出，为什么专注于问题的解决，会对走出"问题迷雾"大有裨益。当然，能够对"问题迷雾"有些了解也并非不可。

痛苦——改变的引言

诺斯拉特·佩塞施基安（Nossrat Peseschkian）[1]

第一幕：

我沿着一条街走着

人行道上有一个很深的洞穴

我掉了进去

我万念俱灰……毫无希望

这并非我的过错

为爬出这个洞穴，我耗尽了时间

第二幕：

我沿着这条街继续走

人行道上有一个很深的洞穴，

我似乎没有看见，而掉了进去

我简直无法相信，再次掉入了同样的洞穴

但这仍不是我的过错

我依然耗费很长时间，才爬了出来

---

[1] 诺斯拉特·佩塞施基安（Nossrat Peseschkian, 1933—2010）：1933 年生于伊朗，后定居德国，医学博士，哲学博士，精神病学家，神经科医师，心身医学专家，心理治疗师。德国威斯巴登心理治疗研究院主任，积极心理治疗理论体系的创始人。（源于网络）

第三幕：

    我依然沿着这条街道走

    人行道上有个很深的洞穴

    我看到了

    但我还是掉进去了……出于习惯

    我的眼睛是睁着的

    我知道我在哪里

    这是我自己的过错

    我很快爬了出来

第四幕：

    我继续沿着这条街道走

    人行道上有一个很深的洞穴

    我绕了过去

第五幕：

    我走到了另一条街上。

4

生活中的羁绊：系统式
咨询与治疗如何去解决

4.1 不期而至的魔障：焦虑

"这一刻的恐惧将使我永世难忘"，国王继续说："你将会忘记它，除非它在你心中已形成了一座纪念碑"，王后说。

——刘易斯·卡罗尔(Lewis Carroll)①

不畏惧并不意味着勇敢，知道畏惧并战胜它才是勇敢。

——卡里·纪伯伦(Khalil Gibran)

我一生中遭受过许多令人难以置信的苦难，但其大多数都并不曾出现过。

——马克·吐温(Mark Twain)

由于9岁的彼得(Peter)要和同学出去玩并在外过夜，黑呐尔(Heiner)一家前来咨询。这本是件好事，但对于彼得和他的父母来说却成了问题，因为彼得害怕一个人睡觉，害怕一个人待在黑暗中。白天，他是一个快乐的孩子，有朋友，也有自己的爱好，还喜欢运动。在白天他虽然算不上多勇敢，但还在正常的范围之内，他的问题是迄今为止

---

① 刘易斯·卡罗尔(Lewis Carroll)：英国数学家、逻辑学家、童话作家、牧师、摄影师。毕业于牛津大学，长期在牛津大学基督学堂担任讲师，发表有关于行列式与平行原理的若干数学著作，著有诗集《蛇鲨之猎》，1876年版。(源于网络)

都没有在其他孩子或亲戚家里过夜。事实上他晚上还一直和父母睡在一张床上。这已经产生了一些影响，但是这个家庭却不知该如何是好。所有让彼得自己睡觉的尝试都以失败而告终。彼得是独生子，父母都是双职工，他们一直住在一起。父母很担忧这样下去以后怎么办。他们想要做些什么，但又不想把事情搞糟。他们担心使用强制和要求的方法会伤到彼得。另一方面，彼得的反应如此激烈，强烈的惊恐发作使父母又不敢让他继续待在那种状态中。

在什么情况下，人们会肯定地说某人患了焦虑障碍？每个人都会不时感到焦虑，但远远谈不上患上了焦虑障碍。在心理学上恐惧障碍和其他的焦虑障碍是不同的：

> 当恐惧与界定清晰的情境或对象（如：蜘蛛、狗、狭小的空间，社交场合，空旷的场所等）联系在一起时称之为恐惧障碍。这种恐惧障碍有可能，但未必一定会伴有真正的惊恐发作。

> 当有恐惧的感受和躯体表现，且并不局限于明确的情境或对象时即为焦虑障碍。这种焦虑感会或多或少一直存在或有短暂的惊恐"发作"。

> 彼得的问题就是这样一个伴有惊恐发作的恐惧障碍。也正因为如此，它长期存在，并明显影响了他的生活。系统式治疗师的工作就到此为止了吗？答案当然是"不"。彼得的问题当然影响到的不仅仅是他的生活，而且也明显影响到了他父母的生活。怎么会这样呢！而且他的家庭已就此作了些调整。围绕这个问题甚至还形成了一个小小的仪式，即：彼得有一个睡前阅读，陪读的父母一方会陪他待在床上——由于工作、家务、为生计奔波的疲惫，陪读的一方父母常常会和他一起酣然入梦。而另一个人则是自由的。遗憾的是，夫妻二人再也没有独享的夜晚，因为周末他们还要和彼得一起去做些什么。就是参加聚会也必须要带着他一起去。如果带孩子不方便的话，就只能其中一个人自己去了。当陪睡的父亲或者母亲中间醒来回到他们的床上时，彼得通常会同时或过一小

会儿醒来,跟着就跑到父母亲的床上继续睡觉。父母也觉得这样不大好,都会抱怨,但是他们选择容忍,因为不想用强硬的方式对彼得造成长远的伤害:因为母亲很爱彼得,而父亲,由于小时候的亲身经历,他深知过分强硬的男性教育对孩子的摧残有多么的严重。

这也再次说明:谁都不是独自患上恐惧障碍的。通过这个例子,我们可以看到生活在周围的人们都是参与者,都与其相关,他们也是焦虑障碍的因素之一。每当家庭聚少离多,父母之间长期存在冲突时,孩子们就常常会出现焦虑或恐惧障碍,如果孩子得知父母的关系正在恶化,就有可能发展出焦虑障碍。焦虑障碍常常在人生的过渡阶段出现,例如:当孩子离开家的时候,当父母和祖父母必须有人照料的时候,当和其他人一起开始新生活的时候。总的来说:在当我们必须要去承担新的社会角色的时候会出现。

> 前来就诊的麦腾思(Mertens)女士患有严重的焦虑症并伴有惊恐发作。这种情况与她的两个孩子有关(一个 15 岁;另一个 17 岁),总是在他们在外边发生什么事情的时候出现,而且越来越严重。另外,有时候她还会担心,自己或者丈夫会罹患癌症。而事实上这个家庭迄今为止一直亲密地生活在一起,许多事情都是一起的,总是一起去度假,孩子们也很少单独外出,即使出去也会清楚地告知家人:去哪里,去多久,如何乘车,和谁在一起……

因此,社会环境与焦虑障碍密不可分,人们也会时不时地根据焦虑障碍来做出调整,形成相应的仪式。一个人在某种环境中之所以产生焦虑总是有原因的:

> 对于稍微延缓孩子的独立,略微延长全家共同相处的时间来说,母亲的焦虑也许是一个好的方法。

孩子害怕独自睡觉可以掩盖父母二人之间的冲突。他们反正不会两个人待在一起，所以也不用再去面对问题。对于胆小孩子共同的担心使他们凝聚在一起。

夫妻一方的焦虑可以防止问题呈现出来。出于对焦虑症一方的关心和顾忌，人们会放弃冲突。这总比吵架要好。

然而，所有这些甜头都是需要付出代价的：那些隐藏在焦虑背后的困难并没有得到解决。与此同时，焦虑对生活情境恰恰起到了稳定作用，由于焦虑，一家人必须同心协力，相互支持，相互照顾。

系统式治疗对于焦虑障碍会有什么作用呢？遗憾的是，我们系统治疗师在大多数情况下，都无法立即对焦虑症患者生活环境中的各种关系进行工作，因此也无法着手处理那些有可能隐藏在焦虑背后的核心问题。为什么呢？原因就在于焦虑和恐慌状态是非常令人痛苦的，严重地影响着人们的生活。因此，人们因焦虑和惊恐障碍前来寻求治疗时，大多数都希望先得到直接的，具体的措施。那么我们也必须提供一些控制这种焦虑恐慌状态的办法。

再次回到彼得和他父母的这个案例中。我们首先要和他们说明，彼得在他这个年龄必须去克服他的恐惧。他应该亲身体会到一个人在黑暗中独处，甚至是睡觉时都是毫无危险的。父母的焦虑和一味的忍让会妨碍他的这种体验。焦虑之所以一直存在，就是因为父母的忍让妨碍了孩子的体验。因为"惊恐"是采取的一个激进的做法，所以他们应该弄清楚，采用哪些步骤才能循序渐进地最终达到目的。或者先让他自己睡在床上，父亲或者母亲坐在门口为他读书，直至他入睡。通过他人专业的支持，这对父母才得以作这样的尝试。他们不再感到自己是残酷无情的、不好的父母，因为他们在要求彼得逐步地学会克服他的恐惧。经过 3 次三周一次的咨询，他们就觉得可以自己继续下去了。

当然，大约 10 个多月以后他们又来了：他们夫妻之间出现了严重的问题,丈夫暂时搬出了家,他在一场艳遇中寻找他们夫妻之间缺失的东西。此后不久,他们又想尝试重归于好。现在他们又面临着几个亟待解决的问题:父母之间怎样保持适度的亲疏距离?他们能在彼得的教育问题上达成一致吗?对彼得应有哪些要求,要求的程度多少为宜?此外,对于父母以及他们制定的规则,彼得越来越叛逆。作为父母来说,又该去如何去应对呢?

同样,对于一直都对孩子和丈夫忧心忡忡的麦腾思(Mertens)女士来说,首先要解决的是,当会触发焦虑和惊恐的有关意外和疾病的念头出现时,她能做些什么。然后才有可能和她以及她的丈夫来谈论,当孩子长大之后,身为母亲的任务减少时,自己的生活会是什么样的,可以寻找哪些新的任务和内容来填补,在孩子不在的情况下,他们夫妇如何安排他们的闲暇时间、假期甚至于一日三餐。

通常在首次出现缓解的时候,在治疗师第一次给予支持去减轻焦虑和惊恐状态的时候,可以就隐藏在焦虑背后的话题和内容进行讨论。此后,一系列系统式干预就能够发挥作用。

例如,和患者及其信任的人一起,将在日常生活中,或者在最近一段时间中,不同情况下"焦虑发作"的风险大小,在一个刻度表上标记出来。这样大家就会明白,什么时候出现的焦虑比较严重,什么时候比较轻。将焦虑情境化:这样,焦虑与生活情境的相互联系会显而易见。这一点对当事人及其他相关人员来说至关重要,因为如果清楚这一点,焦虑就不会再那么不可理喻和陌生了。人们也会因此而减少任其摆布的程度,会想方设法影响它,避开它,或者能去针锋相对地挑战它,对于那些猝不及防的焦虑而言,这总归会好一些的。

早在与彼得父母最初的谈话中,就已明确,当父母双方都在家的时候,他的焦虑就会更严重些。彼得的父亲经常出差,每逢这时,彼得的焦虑就会戏剧般地减少,而且还很容易安静下来。这就是彼得的焦虑与父母之间的问题存在关联的最初提示。

而当丈夫和孩子外出的时候，麦腾思的焦虑最为严重。当全家人齐聚一堂时，她的焦虑就又消失得无影无踪，并感到轻松自在。

我们也可以赋予焦虑一个形象或给其命名。治疗师可以和患者一起来交流，哪种形象或是名字更适合他们的"焦虑"。这是一种游戏式的切入方式，其本身就可以起到消除焦虑的作用。不论在治疗过程中还是在治疗之外，使用这种方式处理焦虑，大多数时候都更为简单易行。

对于麦腾思女士来说，每当恐惧的幻想袭来时，过分的担忧使她就像穿上了一件沉重的黑色罩袍，她能够描述出：这件罩袍有多沉重，对她的压力有多大，当她不穿时挂在哪里，当别人注意到她穿着它的时候，会出现什么样的反应。经过这些思考后，最终她意识到，当她独自在家里，不穿那件罩袍，就毫无安全感可言。这时，她就会想象，在这种情况下，她可以做些什么，来减轻这种没有安全感的状况。她的丈夫也证实，当他的妻子身裹这件罩袍时他就感到非常不安，继而觉得自己变成了护士，而不是伴侣。

这类幻想的游戏会启发大家找到解决的办法，尽管在最初常常只能给患者带来一些回旋余地和新的想法。这通常是迈出了最重要的一步。我们常常称这个过程为外化：也就是说，让人不可理喻的焦虑被呈现了出来，它有了形象，有了名字，甚至也许会成为和人们交谈的对象。

系统式治疗师也很喜欢和家庭成员谈论，假如出现奇迹，焦虑消失了，生活会变成怎样，例如：人们会首先注意到哪些变化？谁会最先发现这种变化？家庭里谁的生活会发生变化？朝着哪个方向变化？这些突如其来的变化会带来哪些可能性或是危险？

这样可能会使麦滕思女士孩子们的生活发生很大的变化。他们也可以很自然地频繁而没有负担地离开家了。麦滕思女士自己也可以去

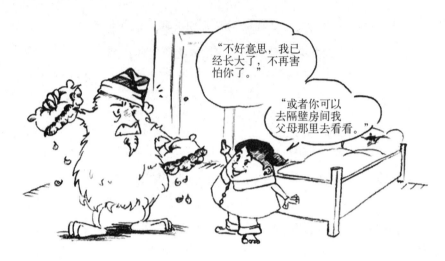

利用孩子不在家的时间，捡起她前些年放弃的那些东西。她也可以积极地去参加一些家庭之外的社交活动。以前她曾经上过一个体育协会里面的瑜伽课。在访谈中我们发现，虽然她有这些兴趣，但是要将它们重新拾起来，却还是需要精力和勇气的。当然，还要注意的是，其他的家庭成员有没有做好准备去接受这样一个过程。

同3章一样，本章也有"奇迹性问题"。通过这些问题，人们一方面可以着手切入隐藏在焦虑背后和被它掩盖的问题；另一方面也可以开始和家庭成员一起整理正常家庭生活中的计划和想法。

关于焦虑魔障的提问

请您回想一下自己的过去，是否曾出现过焦虑，尽管那时其实并不曾有过危险，也不曾发生过可怕的事情。

——您想起了哪些情境？在什么时候曾出现过焦虑？

——您是如何克服焦虑的？最后是什么帮了您？为了一步步地走出来，您自己做出了怎样的努力？

——如果您不能自己克服焦虑，你会求助于谁来帮你摆脱焦虑的情境？您又是怎样得到他人的帮助的？您和这些人的关系又是如何发生变化的？

4.2　当生活失去乐趣,就会出现：抑郁

> 谁一叶障目,就会看到问题丛生;谁置身于在树木之间,就会看到光明。
>
> ——E. 马丹(E. Matani)

何为抑郁？谁都曾不止一次地有过焦虑,谁都会时不时地出现压抑的情绪。但这种情况并不等同于患上抑郁症。只有在频繁持续地出现以下症状时,才可称之为抑郁：

——伴有自责和内疚感的压抑情绪;

——失去了生活的动力和兴趣;

——感受快乐的能力消退;

——兴趣减退或丧失,曾经的爱好也不再热衷。

如果上述情况持续出现 2 周,并且没有其他导致情绪的因素和器质性的问题,即可被诊断为抑郁症。

但是其实也可以这样说：没有谁是独自一人就凭空患上抑郁的,抑郁总是会归因于我们所处的、有他人参与或与之互动的生活环境：抑郁症患者的婚姻关系通常都不怎么好。因此罹患抑郁症的一方可能会这样想："我之所以抑郁,就是因为我们婚姻的问题!"相应的,婚姻中的另一方则会认为："我们的婚姻之所以走到这般田地,就是因为你总是那么抑郁!"

为了让双方都舒服一些,通常我们需要尽量避免冲突,交流时要尽量温和,不要针锋相对,也别去谈及重要的话题。下述方式则会使冲突会愈演愈烈,如：双方开始冷战,沟通出现阻滞,这时敌对的情绪就会苏醒,使双方在这种紧张气氛中爆发,然后双方再继续冷战,且愈演愈烈。这时,抑郁的一方就开始被冰冷和压抑的感受包围,当然也就很难去表达：我感到非常的孤独,请关心我一下。

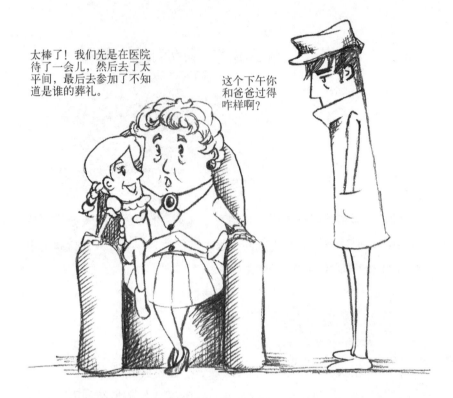

太棒了！我们先是在医院待了一会儿，然后去了太平间，最后去参加了不知道是谁的葬礼。

这个下午你和爸爸过得咋样啊？

抑郁的症状也会将家庭或夫妻紧密地连接在一起，可以阻止伴侣和孩子离开家。如果因为自己的离开而让一个人感到痛苦的话，那么孩子们会感到内疚，这种感觉会阻止他们的离开。

个人的需求无法在家庭及伴侣关系中得到满足。如果冲突过于剧烈，就会影响到家庭的稳定。（"我们家没有冲突，一切看起来是那样的正常和和谐。"）一再忍让、放弃自己的需求也会导致抑郁。这样一来，抑郁成了唯一的出路。

抑郁之后通常都会得到周围其他人的鼓励（"振作起来！"），他人会承担更多的责任，并给予抑郁者更多的关心。这样一来，抑郁者的负担减轻了，从而也促使了疾病的固化。

同样，在特定的生活事件之后，人们也会出现抑郁反应，如：失去家人，失去曾经幸福的状态和时光，都可以使人们身陷其中而无法自拔。使人沉浸在那种无穷无尽的悲伤中。而且，早期的、童年时期未处理好的和自己父母的分离也会导致日后出现抑郁反应。

我们可以看到：事实上没有谁会独自患上抑郁，上述这些环境的特征对抑郁症来说究竟是因还是果（参见第 2 章：线性和循环的思考方式），其实无关紧要。孰先孰后，通常是无法说清楚的。而且，即使人们知道，于治疗也是无济于事。疾病和周围环境的特征是一个整体。因此，如果想要好转，达到"治愈"，非常有必要的是，在任何情况下，我们都要从抑郁者的生活情境出发，并在治疗中不断地去思考，其意义和可能性在哪里？

此外，要将环境考虑在内还有以下原因：如：当牵扯到孩子的时候。因为对孩子来说，表达与抑郁症父母在一起生活的感受是非常重要的。为此他们需要支持，对他们来说，理解父母的疾病及其对家庭生活的影响也很重要。这两点可以帮到他们，使他们在成长中不至于受到父母抑郁症的影响。

因此，对于抑郁症患者来说，必要的不仅仅是个体治疗（与其单独工作）或对其进行药物治疗，而同样重要的是要将他的生活情境纳入治疗中。

抑郁症系统式治疗的过程是怎样的呢？这里介绍几个在抑郁症治疗中被证明行之有效的系统式治疗策略。

这时就要考虑到资源和例外。尤其是对抑郁症患者来说，非常重要的是要了解他们搞定了生活中的哪些部分，哪些是他们成功和满意的所在。哪些方面让他们尽管身处抑郁中依然会感到高兴，或是曾经哪些事情让他们快乐。哪些是行得通的，哪些又是一切顺利的？众所周知，当我们一筹莫展的时候，就会对生活的这些方面视而不见。因此，此时让家庭成员和相关人员参与到治疗中，是非常重要的。他们可以提供相关信息，共同参与制订计划，将抑郁症患者从无休止的抑郁纠结中解救出来，或有时可以分散其注意力。

每种行为，即使是抑郁症本身，在我们的生活关系中都是有意义的。系统式治疗师需要观察，在系统中抑郁症可能存在哪些积极的作用。治疗也可以就此开始，和患者及其家庭一起来探究，抑郁症对他的生活关系而言也许会产生哪些积极的作用。乍一看,这类问题似乎让人觉得有点不可思议。("抑郁让我如此痛苦。现在要听我说,抑郁有什么好处,这也太荒谬了。")只有当患者和咨询师之间的关系氛围融洽时,在这种时机和情况下,才有可能去探寻抑郁行为的益处。抑郁的积极作用通常有:

——当我不胜负荷的时候,我就能够休息;这就好像在一个海岛上度假,只是不那么舒服而已。然后我就能安静地待着,并从那些(纷繁的)任务中解放出来。

——"最终我得到了关注,以及些许照顾,至少他人不会再像之前那样要求我了。"

——"我能看出来,谁是真的关心我,谁是真的爱我,以至于可以忍受我的抑郁。"

——"当我一再被他人过度剥削,为他人过度付出的时候,这是一种紧急刹车的方式,一个早期的预警系统。"

——"通常我是无法说'不'的。但是当我抑郁的时候,情况就不一样了,我必须要说不,而且他人也必须接受。"

——"至少能让我安静一会儿。特别是我的丈夫想要迁怒于我时,也不得不抑制他的怒火。"

这对抑郁症患者来说,通常是有些与众不同的。

如果抑郁症的患者体会到,他们在抑郁期间所经历的不仅仅是痛苦,还有一些积极的影响,这通常会让抑郁者耳目一新。接下来他们就有可能会问:我真的需要抑郁吗?或者如果我不抑郁的话可以休息吗?可以得到别人的帮助吗?可以甄别真正的爱吗?如果是这样,我该怎样采用其他的方式获取这些?我又能为此做些什么呢?

抑郁与来访者生活中发生的其他事情有着怎样的关系?这个问题有可能是和来访者工作的核心。为了取得进展,可以提出一些所谓的"变糟糕的问题"。这些问题一开始会让人觉得非常不习惯,甚至心烦意乱,但在与治疗师建立良好关系的前提下,可以使治疗师有更好的理解并对咨询起到推动作用，人们可以问患者的丈夫或孩子以下问题：

——"你们怎么做，就能让妈妈的情况会变得更糟糕？"

——"爸爸做些什么，就能让妈妈的情况变得更糟糕？"

——"妈妈自己要做些什么，就能使她的情况变得更糟糕？迄今为止你们发现了些什么？哪些是最行之有效的？"

——"假如你真的想让你的爱人重新变得更糟糕，你会做些什么？你会想到些什么？当然，你肯定不会真的想让她变得更不好，但这只是理论上的推演：也许出于某种疯狂的原因必须要这样做。为了能够迅速达到这样的目的，你会做些什么？你的哪些想法会最有效？哪些方法似乎有点用但并不是那么大？"

当事人通过这种方式了解到日常生活和抑郁之间的关系时，常常会恍然大悟。若没有治疗师作为旁观者来引导，当事人通常是无法直接弄明白这些关系的。

治疗师的艺术就在于，在谈到上述话题时不让任何一名当事人产生内疚感。因此这种谈话需要一个轻松的和充满好奇的氛围为前提。这一点治疗师务必要注意。同时不应急于改变现状，否则通常会导致失败。通过提出一个要求来结束这种探索通常比较有益，如：请您现在暂时不要做任何改变，只需要观察我们今天得出的结论是否能在您的日常生活中得到证实，这就足够了。

大多情况表明，认识到这些关系就已经起到了一些作用。接下来的进展将不会那么容易了，有可能会出现各种各样的情况，甚至会发生迄今为止一直被避免的冲突。

宗旨是从"抑郁控制我"过渡到"我来决定它的来去"。因为患者曾经体验过抑郁袭来时的情况，那时由于他们不能保护自己而任由抑郁摆布。

经验表明，这种体验是能改变的。前面提到过的"变糟糕问题"有助于使患者认识到，这种抑郁的感受是和周围环境和个人的行为有关的。"我既然可以使其恶化，那我同样也可以努力让它好转。"另外还有一个可能性,就是赋予抑郁一个象征性的形象,然后有意识地与这个形象做个约定。这种将内心体验外化的方式,在前一章已经阐述过。根据患者情况的不同,形象和约定的内容也不尽相同。情境必须适合每一个患者,这自然只有他们自己才能判断。

这里仅举两个例子:将抑郁设想成一个头戴面纱,身穿蓝色或黑色衣服的女士。可以和患者谈妥,让他和这个女士约个时间喝茶。让他想象这次相遇的情景,并努力进入抑郁状态,然后在喝完茶之后尝试着和这位女士告别。

抑郁症也可以是一层笼罩在来访者周围的乌云,让他尝试着设想,在某个时间乌云向他走来,并将其裹在其中。让他有意识地召唤来抑郁情绪,并在一段时间后再次与之告别。

确定自己具有将症状呼来唤去的能力,这对抑郁者来说是种新鲜的体验。他们会感到任人摆布的程度在减弱,相反,自己能够积极地参与。其中尽管抑郁仍然存在,但对来访者生活的影响减弱了。当从抑郁的阴影中迈出了第一步,也就多了一些走下去的勇气。人们可能会问,来访者及其相关的人能做些什么,才能长久地告别抑郁,即使它偶尔再来也只是远远的驻足遥遥相望。有时候你需要和你的来访者就这个部分进行工作,有时候你需要和来访者个人史中的分离的情境进行工作,或者要使来访者学会,怎样更好地去关注自己的需求,并将这些需求在他们的系统、家庭、工作和朋友中表达出来。

抑郁减弱的意义和应对策略

请您设想一下,经过很长一段时间的悲伤难过后,您的精力消失殆尽,工作能力严重下降。当然这种情况对您来讲非常严重。但是请您试着想象一下,这其中会发生哪些变化,如:

——谁会体谅您? 谁会同情您?

——谁会支持您? 怎样支持您?

——经过一段时间后,您的日常生活会变成什么样子?

现在您再试着想象一下,哪些要求有可能会消失,如:

——在现在的生活中,哪些让您不胜负荷或是压力重重? 而如今哪些已不复存在?

——在您说明身体欠佳或生病的情况下,哪些您不那么想做的任务,能使您问心无愧地拒绝呢? ——当然您不会真的这么做。但请想象一下,如果您真的打算尝试一下,那么在哪些方面,怎样可以做到?

——当您非常抑郁的时候,您会得到谁的帮助? 谁的帮助又会真的起到作用?

——谁又会体谅您?

当然,您为这些益处付出的代价有可能会很高,但那些改善也会是显而易见的。

在您人生中意志消沉、情绪低落的那段时间里:

——您是怎样重整旗鼓的?

——谁曾给予过您帮助? 是怎样帮到您的? 哪些帮助对您来说尤为重要?

——当您感到压抑时,您学会了哪些快速转移注意力的方法? 哪些对您最为有效? 是一则字谜游戏,还是和朋友的聊天,或者是和孩子玩耍,抑或是像花匠一样修剪花卉?

——最后,一个老生常谈的问题:您生活中的哪些方面使您快乐,哪些又让您感到自豪呢?

4.3　幸福时光与路遇坎坷：夫妻需要帮助的时刻

当去问一对结婚 65 年(铁婚)的夫妻,他们是如何做到在一起生活这么长时间时,妻子考虑了几秒钟后说道:"我们出生的那个年代,东西坏了大家都喜欢去修理,而不是轻易的丢弃。"

——佚名

下面的这些场景你一定不会觉得陌生:(当然不一定是发生您自己身上,但是有可能曾在您朋友、邻居、熟人身上发生过):

> 丈夫格尔德(Gerd)批评妻子格尔达(Gerda)说:"你又乱花钱了,也不考虑奥利弗(Olivers)的生日,买个橄榄都会买错"(您可以自己选择一个最喜爱的话题或是假设一个人物)。格尔达为自己进行了辩解,她觉得丈夫这样对她是不公平的。来来回回争执了几次之后,她转身想要离开。但格尔德接着喊道:"你耳朵聋了吗?该死,站住!"门"砰"的一声关上了,格尔达摔门而去。当她再回来的时候,格尔德又嚷道:"谁让你回来的……"格尔达没有理他,一言不发地走进了自己的房间。格尔德感到非常沮丧。于是两人不欢而散,在接下来的几个小时(或者几天?)中进入冷战阶段。当然他们内心是无法平静的。大多数情况下,夫妻双方都很少讨好对方。

如果争吵进一步升级,那么夫妻双方就都不再会和颜悦色,丑陋的一面就会暴露无遗,这时我们就会把这迄今为止精心掩饰的东西,看成并认定为对方的本质。

系统治疗师主要研究的并非个体的本质,而是他们之间的关系和相互作用。在夫妻危机中,他们常常会进入恶性循环,称之为(矛盾)升级。其中有两种类型,即:一致型和互补型,两者都不是那么舒服。

所谓的一致型指的是:两者针锋相对。格尔达喊得越高,格尔德吵得就越凶,或者说芙丽达对每天的成功吹嘘得越神乎其神,菲里茨就会越滔滔不绝地去讲述他的英雄事迹。于是乎,双方开始不停地炫耀各自的行为,没完没了。

矛盾的升级也可能是互补型的:男的一方越一意孤行,女的一方就越自行其是。男方对此反应越激烈，女方就越不予理睬。格尔德叫喊的声音越大，格尔达就躲得越远。格尔德越大嗓门和絮叨，格尔达就躲得越快。

矛盾的升级还有一种是螺旋型的：安娜表现越主动（例如：计划一些休闲生活或者打扫厨房），贝恩特就会越被动，因为他知道安娜会把一切打点得很好。安娜感觉到了这一点，就做得更加起劲（我不干又没有人干），而贝恩特的二郎腿就会翘得越来越高（太棒了，安娜把所有的都干了），这种情况日复一日发生，如果双方能够很快地意识到并结束这种升级，情况就不会愈演愈烈。但是，如果这种升级无休止地发展下去，安娜迟早会意识到，她承担了所有的一切，这时，她就会责骂贝恩特是一个懒惰的饭桶，而很少考虑这样的结果她也有责任。她一味娇惯贝恩特，并没有早点意识到自己需要帮助，并且要求他来共同分担。

在通常情况下，互补的性格容易相互吸引。一个积极主动的妻子很可能会觉得，一个让她自己去打理所有事情、不去瞎掺和的男人是有魅力的。而丈夫也会觉得蛮好，自己不感兴趣的或者不擅长的事情有妻子来料理。这样就形成了一种配合，瑞士夫妻问题治疗师荣格·威利(Jürg Willi)称之为共谋。（拉丁语意为：互相配合）。在发生冲突的时候，也会出现这种配合。这里我们仍以格尔德和格尔达为例：

> 格尔德总是指责格尔达。在她的生活里已经体验过太多这种批评指责，她觉得这类话特别刺耳："你不好，你没用"，或者其实格尔德并没有这么想，但是格尔达却是这样感受的，并且启动了她唯一的自我保护机制：缩进她的蜗牛壳里。而格尔德对这一套已见怪不怪：充耳不闻，对他的反应置之不理。这让他抓狂，他的反应更加激烈，已经远远超过了事件本身。这使得格尔达更加难以忍受，从而陷入一种纠缠不清的恶性循环中，在这种共谋中反复着这样的模式：指责—逃避—越指责—越逃避—指责越激烈……

系统式治疗师就从这里入手，开始寻找具有破坏性的升级模式，帮助那些夫妻,去认识并终止日常生活中的这种模式,并用建设性的意见交流来取而代之。通常来说,从双方出身的家庭入手,弄清楚争吵的话题,彻底分析其原因,消除其有害的影响,是大有裨益的。其根本的目的在于,消除负面的个人化归因(如:"你总是……""你永远不会……"),了解相互间这种升级循环是如何发生的,最终共同发现并尝试另外一种方法。

首先我们要考虑到情境,如双方处在人生的哪个阶段?在共同生活伊始感到压力重重,是不是因为他们必须要去重新调整对彼此的印象呢?他们是不是为了照顾孩子而疏于去呵护夫妻关系?他们纠结的是在孩子们长大离家后该如何去填补这种空虚吗?所有这些过渡时期的情境都和特定的压力有关,也往往是出现危机的诱因。同样,夫妻的外部环境也会造成压力,如:工作占用了大量的私人时间,居住条件、朋友、各种活动、责任义务都可能是压力的缘由。此外,各自原生家庭的是是非非,在夫妻治疗中也是很重要的部分。这些夫妻之间正常的发展阶段也可能成为使矛盾升级的温床。

只有当雨过天晴,夫妻二人敢于说出他们的愿望、需要、梦想和担心时,才会出现一些上述外界压力之外的夫妻间的内部议题,如,哪些昔日的创伤必须再次被正视才能彻底被抚平?多紧密的连接和多大的自主性是我们想要的?夫妻之间主与次、付出与获得该如何平衡?有时在关系伊始时,曾有过良好的平衡,但是随着彼此的改变,需求也在改变。也许当时妻子是因为丈夫的精明能干而爱上他的,但是多年以后却只想让他能多听听她,多关注她一些。

但是正如上文所说,只有在滑向矛盾加剧的深渊时,夫妻双方学会适时收手,我们才得以有机会去谈论这些重要的议题。为此他们必须要去识别并改变他们习以为常的行为方式。美国研究伴侣关系的约翰·高特曼(John Gottmann)将 4 种极具破坏性的行为模式称之为《约翰启示录》中的"四骑士"。每当夫妻双方指责对方人格,而不是他的行为时(例如说:"你又只考虑自己,一个彻头彻尾的自私鬼!"而非:"你都没有想着给我带点东西,我很生气。"),"四骑士"就会不约而至。

典型的还有一些鄙视、讽刺挖苦、冷嘲热讽的言语（如："怎么会有这样厚颜无耻的人……"）。当指责变为人身攻击和对对方的贬低时，"四骑士"就近在咫尺了。另一方当然不会接受这种抱怨，而是竭力辩解或是反唇相讥（如："你从来都没说过，活该！""我怎会做这种事情？"）。或者把自己封闭起来，避而不睬（如"这是你的问题！""别废话了，让我安静一会儿！"）。如果长时间地纵容"四骑士"为所欲为，夫妻关系就会陷入困境。就如高特曼所见，这类夫妻迟早会分道扬镳。

尽管如此，对于"四骑士"还是有一些预警信号的。夫妻越是频繁地陷入恶性循环，他们之间压力的水位线就会越来越高。两人感觉到被淹没，就会迅速挣扎或干脆逃之夭夭，就如同我们祖先数千年前的反应一样。这是人类自我保护或是求生的机制，在野外遭遇直接威胁时是非常有用的。在夫妻关系中，若被逼到走投无路，这种机制也会被激活。但此时却是一无用处，相反，只会加剧恶性循环。幸福的夫妻也会遇到这种情况，但他们学会了及时抽身而退。其中包括一种能力：即双方在爆发前及时意识到矛盾在升级。当其中一方试图补救时，多数情况下会建议暂停一下，另一方尽管生气也必须对此有所觉察并表示同意（例如说："这样下去不行，我需要休息一下，我们今天晚上再谈吧"，或者说"也许你是对的……什么时候我们再谈谈好吗？"）。心理学和调解专家海姆·欧姆尔（Haim Omer）先生建议，在冷却之后再去炼铁，因为在压力之下，无法得出建设性的结果。不幸的夫妻则会在这时继续争吵，例如说"你最好待在这儿，好好听着……"他们只是为了要活下来而如此忙活，却将自己一步步推入深渊。最终的结果常常是彼此伤害，经久不愈，对美好的情感造成永久的损害。

只有在"四骑士"被驱除、矛盾的升级被阻止，争吵的缘由被理解的情况下，双方才有机会去交流彼此的想法和愿望。此时，他们才能够排除障碍，谈及彼此的伤害，获得和解，维系关系并进一步加深彼此的好感。修复好的爱情未必会比新鲜、未受过伤害的爱情逊色。相反，经历了危机的爱情，基础会更加牢固和更加成熟。

为了呵护夫妻关系，怎样做才能防止"四骑士"或类似的恶行不至于如此严重地影响到夫妻关系呢？约翰·高特曼提出了以下几点建议。

投入更多的时间，创造更多在一起的美好时光。这乍一听来平淡无奇，但也正因如此，在压力存在时才更容易受到疏忽。在被工作和家庭的事务缠身时，我们常常会忘记，为了幸福的生活，这些与爱人相处的时刻正是我们急需的情感营养，并且当我们路遇坎坷时，它也是我们汲取力量的源泉。这种相互依恋的情感需要定期强化和确认，例如，说："和你在一起真的很好……"

不断地重新去认识伴侣。这一点同样是老生常谈，但同样也常常被疏忽。为了创造共同的美好时光，您必须要知道，在您的伴侣眼里什么是美好的，什么能使他感到高兴。在伴侣关系刚开始时，双方之间会有很多的相互倾诉和交流，但渐渐地，交谈会变得枯燥乏味。当这种陌生感出现的时候，就应当有所警惕了。毕竟，人们都想让他人看到，"我是谁，我在做什么？"他们都很想听到："我对你很感兴趣。"

表达好感和赞赏。每个人都需要感觉到，自己对别人很重要。当手机、工作、孩子、爱好、朋友等越来越重要时，夫妻关系就会迅速地枯萎。对于那些在夫妻关系中已不复存在的东西，人们往往是毫无抵抗力的，而那些东西通常只是些细微的手势、小小的欢喜，只是为了传达："你对我非常的重要！"

彼此倾听，相互影响。长期和睦相处的伴侣，通常是达到了很好的主次平衡。两人互相体贴，一方在一些情况下行使主导权；在另一些情况下听从对方的决定，尽管有时并不那么容易。我们都想体验到自己是有能力的，感觉能在某件事情上发挥作用，在夫妻关系中也是如此。如果总是拒绝对方，就会产生不良的效果："你现在来决定，我会很担心事情的发展"。

尊重不一致的想法和愿望。如果我们能互相倾听，互相体谅，生活路上的很多绊脚石就可以得到剔除，许多问题也可以迎刃而解。如果有些问题暂时无法解决，那么非常重要的一点就是，承认差异，而不是与对方在诸多琐事上继续纠缠不休，例如：客厅应该整洁到什么程度？

对方在业余爱好上需要多大的自由度？应该怎样共同处理家里的经济问题？在许多事情上我们的生活观念是如此的根深蒂固，以至于我们无法轻易地去摒弃它们。每个人都希望有自己的空间，并希望能够被接纳。因此，好一点的做法就是接受这些差异，找到一种美美与共的方式。仅是这种意识和行为就已经能够起到缓和作用，例如说"有些事情我和你看法不同，也想采取与你截然不同的处理方式，但是我尊重现在的状况，我会接受它，因为我想和你在一起生活"。

找到共同的意义。诗人贝尔托·布莱希特在他的诗歌"第三方赞歌"中写道："它唾手可得，一如我们关系之亲近。这尤物近在咫尺，一如我们关系之亲密。"在这首诗中，他讲述的是一个母亲和儿子之间的事情，但也同样适用于夫妻。那些长时间生活和睦的夫妻在求同存异中已经形成了他们共同生活所围绕的中心。这个中心有可能是孩子、个人爱好、房子、责任感、文化或者其他一些对两人来说都很重要也很有意义的东西。当然这个中心在人生的不同阶段也会发生变化。当一个中心点消失的时候，我们有必要再去找到一个新的点，其实都是一些简单的事，如一起游戏、享受花园或音乐带来的乐趣、一起朗读诗文等。再巨大的幸福也是由一砖一瓦构建出来的。

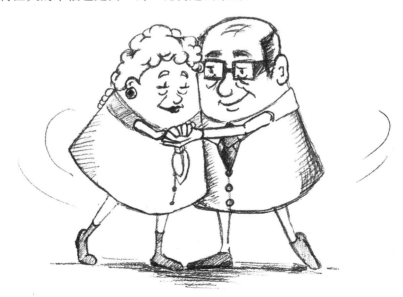

了解你的伴侣

下面有几个问题,您是否能全部回答出来呢?如果不能,那就请问问他,或是与他一起就一些话题共同探讨一下。

——我知道,他最喜欢哪种动物;

——我知道他最喜欢的 3 本小说;

——我知道,他目前正在想什么;

——我知道,在他的生活中他最想改变的是什么;

——我了解他梦寐以求的理想工作是什么;

——我知道,当他获得一个很大的成功的时候,他最喜欢的庆祝方式是什么;

——我能说出他最好的朋友,并知道对他来说哪些人很重要;

——我知道他最近和哪些人相处得不那么好;

——我知道他最近喜欢哪些人;

——我了解他的生活梦想;

——我知道最让他感动的音乐(组合、歌手、乐器、曲目);

——我知道他最喜欢的、最重要的亲人是谁,也知道为什么。

爱的语言课

夫妻问题治疗师盖瑞·查普曼(Gary Chapman)认为,表达爱的语言是不尽相同的,每个人都以其特有的方式来表达他的爱和关心。每个人都以自己的方式与人交流,他自然也期望着对方也是如此。但是我们并不可能总是有共同的语言。对一方来讲,也许一些小小的礼物和关注比平时生活中的卿卿我我更为重要。但另一方可能恰恰相反。因此,对我们来说,有必要去发现对方所使用的语言,并去稍稍学习一下这种语言。

爱的语言可能包括以下几点:

——给予对方肯定和认可,

——创造美好的时光:多点时间待在二人世界里,

——礼物和小小的关注，

——表示配合和支持，

——温柔、体贴的关心。

哪些是您最喜爱的爱的语言？哪些是您的伴侣最喜欢的爱的语言？您想起了哪些事情？哪些适合你们？如果去学习一下对方表达爱的语言，那会是怎样的感受呢？

4.4　我的孩子，你的孩子：分手、离婚、新的开始

"在我们的婚姻中肯定有些与众不同的东西"英格（Inge）对她的丈夫说："所有我们认识的那些人都离婚了，但我们没有。"

麦斯特（Meister）先生和亚赫斯（Ahrens）女士已经分开 2 年了。他们有一个 5 岁的女儿安娜（Anne）。亚赫斯女士和前夫还有一个 14 岁的女儿，叫卡琳。和麦斯特先生分开以后她和安娜、卡琳一起生活。同样，麦斯特先生在女儿安娜之前和前妻还有一个儿子，他们一直保持着联系。现在他和刚刚怀孕的新女友住在一起。对他而言，继续和前两段婚姻中的两个孩子（女儿安娜和另一个儿子）维持亲子关系是非常重要的。

这些重组的家庭非常错综复杂，不是吗？不仅作为读者的你这样认为，对于当事人自己来说亦是如此。尽管还有许多的事情需要去处理，麦斯特先生和亚赫斯女士却经常吵来吵去，以至于他们什么事情都没法讲清楚，例如：安娜和父亲麦斯特先生之间的沟通问题，假期的安排问题，安娜上学的问题。安娜经常向母亲倾诉她和父亲之间的矛盾，但却不敢直接和父亲来讨论。母亲非常

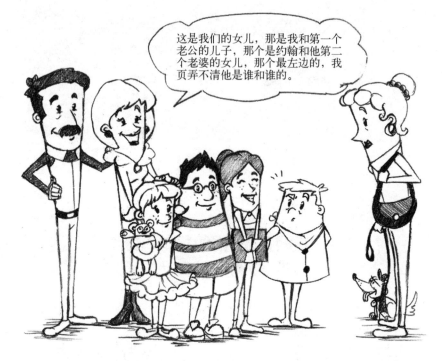

理解女儿和父亲之间的问题。因此她考虑是否应该阻止或限制这种相处。这使麦斯特先生恼羞成怒。对他而言,和两个孩子保持联系是非常重要的,多年来他为此全力以赴,甚至牺牲了许多,他的生活都是以此为坐标的。所以,家庭法庭曾经多次介入,以解决沟通的问题。

究竟谁对谁错?下一步应该如何继续?谁更应该去积极解决问题?每件事都需要一个仲裁者吗?很明显,父母亲对此是无能为力的,尽管他们付出了很多努力。他们永远无法达成一致。

如果不能在一起继续生活下去,那么每个当事人就必须自己去结束这一切,不论是夫妻、孩子,还是其他人。接下来关键的就是,他们必须处理分离、悲伤、失望、可能的伤害、生气或愤怒。

但人们对于出现的问题并不总能独自找到最佳的解决方案。即使没有孩子的夫妇在分手时也会出现一些相互牵扯的问题。比如一些具体事宜:怎样分割共同的财产?怎样才算公平?什么样的方案才能皆大欢喜？在与共同的朋友，家人相处的问题上是否能达成一致，以此不让双方有太多的负担？怎样搬离？怎样尽可能地照顾到双方？他们在未来应该如何相处？哪些是可以的，哪些又是不可以的？

　　但也可能会有一些"非具体的"问题，更多的是一些有助于一方或是另一方完成情感上的分离的话题，例如：你想要分开的真实原因是什么？我想知道，你在分开时和分开后感觉如何？我不能理解，你……我想要再次亲耳听你说：我们是不是还有机会，或者没有了？

　　当然有一些问题是不可能完全弄明白的。如果分开仍是最终的结局，知道或是理解分开的原因其实是无济于事的。但是，再次直接地或明确地听对方说出这些，是有所帮助的。有时，人只有一次次地"当面"去听到这些事实，才能使自己尽快的释怀。

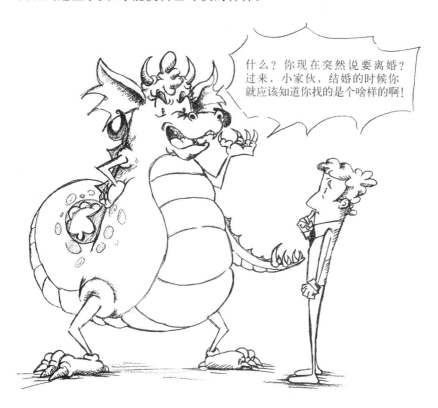

什么？你现在突然说要离婚？过来，小家伙，结婚的时候你就应该知道你找的是个啥样的啊！

　　如果牵扯到孩子，尽管分手时父母充满痛苦和愤怒，有些问题也必须要去解决。例如：孩子和谁一起住？双方要承担什么责任？什么时候看望孩子？多长时间看望一次？每次多长时间？怎么见？在哪里见？谁来做一些和孩子有关的重大决定，如：上学、医疗、度假等？在孩子的抚养费和生活费方面，各自都需要负担多少？

在分手时涉及这些议题的谈话，若缺少专业人士以第三方身份在场，将收效甚微。谈话时卷入的强烈情感，常常会引发起极具毁灭性的情景。对此，亲朋好友有时可能会帮到一些忙，但是如果事情进行得不顺利，就有可能连朋友都失去了。

因此，通常在这种情况下，为了使谈话不至于出现问题，作为局外人，系统式治疗师更有权威性。此外，他还是在棘手的情况下采用系统方法进行交流和调解的专家，这是他的日常工作。那么，这类的支持具体是怎样的呢？

治疗师能够通过一定的谈话方式来延缓谈话的进程，从而去限制感情的冲动，使愤怒不会从一方传染到另一方，任其发展下去。

> "现在我先用 20 分钟时间和您的前任谈论这个问题，您只需要安静倾听便好。在我面前，您不需要去纠正任何事情。我知道，每个人都有自己的分手故事。通常双方的故事也都不尽相同。这里先不谈孰对孰错，至多是借助于我的帮助更好地去了解对方不同的分手故事和看待问题的不同方式。请您现在尝试着简单地去理解，而不是为自己辩解，让我或者您的前任去相信您的故事。当您觉得特别激动或者生气时，那么请您考虑一下，事出何处，怨出何语。当您无法忍受的时候，请您给我示意。我们再一起来看看，你需要什么，以使我们能够继续工作下去。"

治疗师可以帮助我们更清楚地感受并调整自己的感受。

> "我注意到您现在非常激动，看起来很紧张并且呼吸急促。你自己觉察到了吗？您现在最想做什么？哪种感受暂居上风：是生气，还是愤怒，或是希望走开，不想再见到他，或者更多的是因失去

而悲伤？请给自己一些时间，带着答案去感受，究竟什么才是真实的。我们常常并不完全清楚，什么是真实的，从而会操之过急。现在让我们避免这种情况的发生吧！

"现在请您考虑一下，怎样对待这种感受：此时此刻是想跟随它走吗？这样会给您带来什么？这样做值得吗？或者此刻更想将这种感受"冰封起来？"

在这种会谈的场合，让感觉自由释放出来，并非是一个好主意，结果常常只会使争吵更加剧烈。然而，如果在没有他人帮助的情况下，想要控制这种强烈的情绪，是几乎不可能的。

"我们现在都知道您目前的状况。现在怎样做才可以让您重新平静下来呢？我们是不是最好暂停一下，让您有时间喘口气，让自己重新平静一下？然后让我们一起看看，要从哪个点上切入进去，以便今天也会有些收获。"

对失败的夫妻而言，他们的自尊心通常都受到了伤害。他们共同历经了失败的婚姻，他们都曾对共同的生活蓝图充满了希望，但最终不得不放弃。在这种情况下，他们倾向于把一切看得"暗淡无光"。众所周知，继续这样下去就会导致相互抱怨、相互指责和相互贬低。随后一个恶性循环就开始了，并且通常会迅速地愈演愈烈。

咨询师可以从积极的角度予以回馈。他可以指出，尽管是分手，双方在哪些方面仍作出了努力，避开了哪些毁灭性的做法。"在这里我感受到你们两人曾经很好地合作过，并在一些问题上作出过调整""是的，这段婚姻已经失败了，但是你们似乎都很高兴能够拥有一个孩子。即使这与你们当时的想象大相径庭，但也是一种价值所在。""作为一个单亲妈妈，尽管困难重重，你仍然创造了一个稳定的生活环境。尽管疑虑重重，但是孩子看起来生活得很好,他和大家一起上学,生活得非常愉快,有自己的朋友……"

咨询师的这些话听起来是老生常谈,但是在情绪失控的情况下——常常在激起对方愤怒的关头——这些话能够起到积极、稳定当时境况的作用,从而逐步缓和情绪,使当事人能够重新澄清事件,而不是陷入相互指责抱怨或者自怨自艾之中。

最后要强调的是,有时谈话会让当事人感到绝望,而失去理智、情绪悲观时,要有深谙社会学和心理学的人在场,并能保持镇定。他会说,今天确实很困难,但这种情况也意味着大家将继续努力,今后完全有机会通过继续的谈话来取得进展。

> "今天我们的谈话进展得不顺利,说了许多气头上的,对对方颇有伤害的话。我们大家都知道,这种情绪蓄积已久,今天无论如何都要宣泄出来。作为专业人士我深知,类似的情形有时比较激烈,有时则较为缓和。这一点你们将会在日后的日常生活中观察到。当这些情绪占主导地位时,人们几乎无法找到解决问题的方案。人的思维会完全受阻。在我们今天的谈话中,就发生了这样的情况。我相信,在下一次谈话中我们会把握住好的机会,取得更大的进展。在分手的这段时间,日常作息非常重要。因此,尽管此刻大家的情绪都很糟,但我对此仍充满信心。如果你们想继续共同寻找好的解决办法,我也将继续支持你们。每个结束都是一个新的开始。"

经验表明,在分手的情境下的谈话进程,如同当事人变化无常的情绪一样,各不相同。有时一次这样的谈话似乎使一切都变得更糟,至少不会有任何进展。但下一次谈话则有可能重新带来良好的,建设性的解决方案及对对方的体谅和理解,以至于人们会不禁自问,分手会不会太草率了。正如当事人如同过山车一般起伏不定的情绪,这类谈话的构架也不尽相同。

这类干预看似非常简单，事实上也确实如此。但有一点：咨询师不能卷入这种强烈的情绪旋涡中，不能任其左右，尽管如此，抓住与愤怒、激动的来访者相连的"绳索"，且不要迁怒于他们，是一门艺术。无论谈话中的情绪多么剧烈，保持冷静，且设法为这种正在闹分手的会面，保有一个具有建设性的空间，是此类案例中非常困难的部分。

亚赫斯女士和麦斯特先生的情况在前文已经描述过。在过去的约四年半中，他们每半年进行一次 90 分钟的咨询。在咨询中主要谈及他们做出的切实的调整，最近出现的是一些疑问及关于相处、教育、择校、家长会、作业，假期安排等方面的问题。除此以外还反复谈到了亚赫斯女士的失望：经由和麦斯特先生共同组建家庭的愿望而产生的。她耿耿于怀的是他似乎总向她承诺，但又随随便便地背弃。因此她在许多具体的事情上也不愿意迁就他。在咨询中也谈到了麦斯特先生对家庭的设想。对他来讲，这个家庭由 3 个不同母亲的孩子和现在的妻子组成。他一直都在努力使这个更类似"虚拟"的家庭至少能时不时地真正聚在一起。因此当有他人提出异议的时候，他就会非常生气。在 12 次谈话以后，即分手大约 5 年后，在涉及安娜的问题上他们终于能够重新卸下包袱，作出确切的决定。现在两人的见面不再痛苦不堪，而是很惬意。对此，安娜尤其高兴，父母亲亦是如此。之前的纷争耗费了大家太多的精力。在这里，时间和咨询相结合，共同创造了一个新的，各方都满意的生活条件，仅靠时间是无法完成这项任务的。

如何处理分手

回想一下您曾亲身经历过的分手的情况

——分手初期您的情况如何？

——您和您的前任之间有哪些需要被调解的事情？

——有没有一些事，您想弄得更明白并想亲口听他说出来？

——您想对对方说些什么吗？

> ——您还需要参与会谈的第三方做些什么？除了他所做的那些。
>
> 请试着想象一下，有一个第三方在您分手期间，每隔一段时间就耐心而专业地陪伴您数个小时：
>
> ——这能给您带来些什么？
>
> ——在哪些方面能为您和您的另一半减轻负担？
>
> ——对于一些特定的规则，您能找到哪些解决方案？

4.5 没有人会独自陷入病痛之中：人际关系与健康

> 穷集我所有的认知，归根到底只有一点：人际关系。
>
> ——克里斯坦·舒伯特（Christian Schubert）教授、博士

克里斯坦·舒伯特是欧洲一位知名的精神神经免疫学专家，他研究精神活动，社会交往和免疫系统之间的关系。他将无数次的研究结果归结为一点：爱是一种生物需求。人际关系直接影响到我们的身体活动，其在许多疾病的发生和发展中起着至关重要的作用。

当从医生那里获悉可怕的诊断时，42岁的工程师曼弗雷德（Manfred）的整个世界都崩溃了。医生的话他只听到和听明白了一半。他神情恍惚地走出诊所，在车上呆坐了许久。连着几天，他都不愿意相信所听到的一切。他没有告诉工作忙碌的妻子。直到一次与妹妹通电话时，他才开始谈及此事，这次通话安慰了他，她鼓励他要勇敢面对。之后他和妻子谈了此事。很多问题亟待解决，如：采取哪些治疗方法？什么时候治疗？治疗进度如何？在

哪里找谁来治疗？在哪里可以听到第二种意见？怎样安排日常生活？未来会发生什么？最重要的是："能跟孩子们说些什么？什么时候，如何告诉他们？"

在所有的谈话中，他感受到了一种前所未有的孤独，就好像被全世界所抛弃。在咖啡厅里，看着那些看上去无忧无虑的、健康的享用着咖啡和点心的人，心头油然涌出一丝嫉恨。治疗开始后，当与上司谈起：那些重要的项目进展如何？一旦谈及他自己的处境和情绪时，他就会语塞、惊慌或像喊口令般说："事情已经进展到……"他发现这三种反应对他没什么好处。他开始回避。除了治疗给身体带来的负担之外，还有长期的沮丧和自我怀疑。他不想让家人知道，这使他感到更加的孤独，也使他更加沉默。

面对一个严重或者对生命有威胁的诊断时，许多人都有过这种或类似的经历。在最初的否认之后（"这不会是我，这个诊断结果是错误的，我一直很好……"），接着便是愤怒，强烈的过激行为（"为什么偏偏是我？"）和抑郁阶段（"一切都完了，我就要死了，再也不会幸福了！"）。整个过程都伴随着患者的迷茫，因为医生就诊断事宜的谈话，总会让他们备感压力，使他们情绪激动。患者对医生的话能吸收多少，也和谈话的进程有关：如果谈话进展顺利的话，对于医生所说的话，患者可以理解一半，如果谈话进行得确实很糟糕的话，患者会感到不被重视或是受到不当的对待。在对于遇到生死攸关的决定时，这都不是什么好的前提。即使一切进展顺利，患者也需要很长一段时间，去接受疾病，直面前途未卜的生活，重新自我定位，与过去无忧无虑的时光作一个告别：我该怎么做？余下的时光，我该做些什么？我怎样才能带着症状很好的生活？尽管如此或在这样的状况下，我怎样尽可能地去抓住那些美好的瞬间，使自己快乐？

患者所处的人际关系越稳定，感受到他人的关爱越多，上述的过程就进展得越顺利。这一点对患者的生活质量、病程，甚至在许多情况下对疾病的治愈起着决定性的作用。许多研究结果都证明了这一点。下列例子也可以说明这一点：

——任何形式的长期压力都会损害免疫系统，在治疗过程中引发并发症，增加患者对疾病的易感性。这不仅特指普通的传染性疾病，也涉及其他疾病，例如心血管疾病和代谢障碍。

——当人们感到失去知觉，任由疾病摆布，对自己的健康无能为力时，压力水平会急剧上升：其后果同上。

——所信任的人给予的抚摸、"牵手"和拥抱，可以直接减轻压力。

——与伴侣生活在一起，并能感受到对方的爱的人，很少罹患心脑血管疾病、十二指肠溃疡和传染病。罹患某些癌症之后，他们的生存率会更好，伤口痊愈得也更快。

——托马斯·库奇勒（Thomas Küchler）是基尔的一位肿瘤心理学家，在一项备受瞩目的研究中，他发现对肿瘤患者的陪伴性心理治疗，明显地延长了他们的生命，而且此项研究已经超过了 10 年。在此项研究中，心理治疗从确诊时就开始介入，会谈次数平均为 8 次。这并非是针对冲突进行的深层次上的心理治疗，而主要是采取一些支持性措施。为什么这些措施会奏效呢？库奇勒的观点是：心理治疗有助于减轻疾病所带来的压力，缓解焦虑，并使患者重获行为的自主权。这些又会反过来增强免疫系统和生存意志。

——2010 年，一项综述性研究对共包含 30 多万参与者的 148 项研究进行了评价，结果表明，良好的社会关系能够延长人的寿命。令人出乎意料的结果是，与饮酒、抽烟、肥胖或缺乏运动的等众所周知的危险因素相比，社会关系的质量具有更强的效应。

系统式家庭医学汲取了这些知识。这里也涉及对亲属和患者进行支持，尽最大努力去战胜疾病以及随之而来的问题。弗雷德贝特·克勒格尔（Friedebert Kröger）先生，苏珊娜·奥特迈耶（Susanne Altmeyer）女士，两位心身门诊的主任医师，一位来自科隆的高级医师，他们在《系统式家庭医学》一书中描述了那些需要与当事家庭讨论的问题：怎样帮助患者，共同承担责任，改善疾病的某些方面？怎样学会接受那些他们无法改变的部分？家属怎样有效地参与到此过程中来？

家谱图能够展示家族史中出现疾病以及家庭战胜疾病的故事，借此，我们可以获悉家庭有哪些可利用的资源。通常的做法是，将患者及家属不仅视为是需要治疗的对象，而且更是共同治疗道路上的合作伙伴。

系统式家庭医学是家庭治疗的一棵幼苗，它将系统式家庭治疗理念应用到了生物医学中。美国的研究表明，它可以减少并发症，改善治愈过程。无论如何，患者的生活质量从根本上得到了提高。遗憾的是在我们的医疗体系中此类服务非常欠缺。至少：在癌症的治疗中，这类服务的必要性是存在的，大多数医院应当提供相应的措施。

系统式家庭医学的工作内容有哪些？通常要谈到哪些话题？首先，也是最重要——传递信息、给予心理陪伴及支持。在患者获知诊断后的情绪休克阶段，主要是一些平常事宜，如：当事人是否完全理解了医生所提供的信息？是否还需要下一次会谈，再次讨论不同的治疗方案？和谁进行讨论？是否应该听取第二种意见？

此外，保持家庭内的交流通畅也非常重要。要尊重患者阶段性出现的一些想要放弃的想法。但他们也经常去独自面对忧虑、恐惧和其他感受。因此，与患者交流这些感受，表示充分理解，能够减轻患者的负担，加强与家庭的联结。还会出现内疚感，多为非理性却经常出现。如："倘若我们以前只是……""之所以这样，是因为我……""如果我不总是这样……该多好啊！"此时，为了使患者能从中解脱，看到未来其他可能性，时间和外部支持是必不可少的条件。

因此，能够被探讨的是，未来有哪些选择，如何克服躯体疾病和种种不确定性。大多情况下也会谈到告别：要么是告别心爱的人，或是告别健康的，无忧无虑的生活阶段。共同体验悲伤需要时间，但同时也会赋予当事家庭找到新方向的力量。在患病的情况下我们怎样生活？在余下的日子里我们想做些什么？如何使疾病不成为我们日常生活中时刻关注的常客？我们怎样能偶尔去忘却疾病来做些充满快乐的事情。

所有这些措施最终都会起到增强患者自我效能感的作用，使他们感到:"我们还能有所为,我们并没有无助地被遗弃"。这种重新能够掌握自己命运的感觉(尽管是有限的),能够在同等程度上增强生活的幸福感和免疫系统的能力。

战胜疾病的思考

请思考一下您家庭中克服疾病的几个问题:

——您的父母是如何对待疼痛和压力的? 关于对待疼痛和疾病,他们向您讲述了什么?

——在您的家庭中,有哪些战胜疾病以及与疾病相处的例子? 其中什么使您颇感受益,是您效仿的榜样?

——当疾病袭来的时候,您的家庭发生了哪些变化? 哪些变化充满了伤痛? 学到了哪些重要的经验?

——当您生病时,您的伴侣或亲属给予了您哪些支持? 谁又给予了您家属以支持?

——家庭之外的哪些人对您来说非常重要? 您从这些人那里得到了哪些支持和帮助?

——患病期间,您和医生、护理人员等相处得如何? 什么是有帮助的? 除此之外,您还有其他的愿望吗?

——您或您的家庭是如何从过去的某一次疾病中恢复过来的? 为此,您需要什么? 谁可以给予您支持?

——在患病的情况下活出价值,在这一点上您是怎么考虑的?

4.6　如果同事之间出现矛盾:团队的督导

我们生来善于合作。

——美柯·欧兰(Marc Aurel)

团队：太棒了，我非独行。

——佚名

　　既要提高一个团队内部的合作和交流能力，又能加强其凝聚力，这需要高度的热情和全身心的投入，甚至有时候也需要系统式督导师侵入式的干预。系统派的团队督导是如何工作的呢？通过以下两个例子我们可以知其一二。

　　在一家精神科的日间诊所，一个由医生、护士、职业治疗师、社会工作者和心理学家组成的 16 人团队在进行合作。每天上午大约会来 20 名患者，在医院一直待到下午。每位患者都由一组指定的医护人员负责。当负责的治疗师不在时，患者也可找团队的医护人员交谈。每位患者都有一个计划表，上面规定了他需要参加的团体及治疗种类。为确保治疗顺利进行，团队间进行充分的协商和交流极为重要。当然，在对诊断为精神障碍和陷入心理危机的患者进行治疗时，误解、困难和对协调的需求会不断涌现。团队成员之间必然会有观点的分歧，不愉快和冲突。在每 14 天 90 分钟的督导中，这些问题能够得以澄清，工作和合作因而也会更顺利地进行。督导的议题由团队成员现场提出或可以事先商定。例如，可能会有如下议题：

　　——"在对女患者 X 的治疗中我没有看到一丝进展。在同主治大夫的个体治疗中究竟发生了什么？在就职业前景进行讨论的团体中，她做了些什么？在这些治疗中，她表现如何？让我们再来看一下，与患者商定出来哪些治疗目标？是否能取得进展？"

　　——"查房的时候和 Y 先生达成协议，允许他在医院多待两周。原因何在？他不参加治疗计划中规定的所有活动，经常迟到，甚至缺席。其他患者这样做的话都会被警告，甚至会被要求出院，而却给他延长了住院期限，我觉得这样处理不合适！"

　　——"我们总是不断地从医院的住院部接受病人，尽管他们并未达到在我们病房治疗的要求,例如:他们不会积极地参与治疗,他们找不到治疗目标,有了目标我们才有可能成功地去工作……为什么接受他们呢?仅仅是因为医院住院部的同事施加了压力吗?为了更好地协调住院部各科室之间的工作,我们必须做些什么?我们怎样才能让其他人理解我们的工作范围,哪些患者适合治疗,哪些患者不适合治疗?"

——"我告诫患者,如果他不遵守规定,组里的其他人将不会理睬他。否则,为什么要有规定?说好的事情究竟哪些有效,哪些无效呢?"

为了开辟新的工作领域,我们要组建一个团队。其中,团队成员来自不同的部门。在超过半年的时间里,一位督导师要每四周进行 3 个小时的督导,以局外人的身份支持整个团队,使其凝聚一起,并组建新的领域。为此,必须要划分和制作工作流程,并明确其职能。同时,对新的工作是否适合员工,团队成员相互激励等方面,需要不断进行反馈。项目可以从某天的启动仪式为起点,借此机会大家能够相互认识,共同制定第一步的工作计划。这一天是由督导师来主持的。

上述类似的问题,会出现在许多需要团队合作、相互协调配合、以取得好业绩的工作领域中,如:一个信息管理处的团队,一个由三位企业负责人组成的有限责任公司的团队,一家联合企业的社会服务部。

系统式团队发展师将给予支持,如改善团队的交流,或者建立有效的团队结构和运行机制。鉴于这些目标,督导师首先需要核查,系统中存在哪些公开的规定或潜在的规则,然后才能对它们加以讨论,必要时予以完善。或者咨询师需了解相关人员的情绪和心理状态,以重新建立团队成员之间的坦诚和主动性。

系统式团队督导是怎样帮助团队的呢?这里介绍几个系统式督导的作用机制:

督导师可以提供一个外部视角。由于每个个体有其自己的观点、关注点和立场,有时候去改善团队成员间的合作会比较困难。由此也产生了一定的"工作盲区"。督导师能提出新的、不同的、较少受个体利益影响的视角供大家讨论。

督导师能够注意到团队中谁没有把话讲完，他能使督导过程更加心平气和。或者他能看到，每个能够带到语言层面上的问题，可以很快地给出几个解决问题的建议，而不用再费力去纠结这些问题。同样，他也可以通过对团队的约束、支持和激励，使情况更加一目了然，而非立刻给出建议。这样也可以使提问者的意见更容易被听到。最终也许他也会注意到，有些团队成员一直一言不发或者来得很晚，而他也可以相应地进行干预。

然而，如果每天大家都在一个团队工作，类似这些问题丝毫无法引起他们的注意。大家都习以为常，对此几乎没有任何感觉，更别说相信它会改变。事实上，团队中的这些习惯会妨碍团队的建设性发展。即使系统中的团队成员注意到了这一点，也很难提出关于改变的议题。

团队成员赋予督导师控制过程的权威。通常督导师有权利来决定采取何种工作形式，他能够减缓工作进程，制定某些规则，以恰到好处的方式，给予反馈或确定重点。

他可以建议，首先每人轮流就主题发表自己的意见。此时，他可以制止那些想立刻发言的成员，并指出，会议尚未结束，作为督导师他想先听听别人的意见。以此，他能够改变团队通常的沟通模式，即：其中也许有人非常积极，"滔滔不绝"，而另一些人则少言寡语——但这并不意味着，这些人的发言不会对推动事情的进展起到特别的作用。通过这些略微简单的干预，可以迅速、持续地瓦解团队约定俗成的交流习惯。

在有人一开始就想要寻求解决方案前，咨询师能够首先明确组会的目标。她会阻止所有可能导致莽撞的过激行为的尝试。在斗志昂扬的团队中，这些现象并不罕见，然而从长远来看，结果常常却并不令人满意！

咨询师可以利用他的权威，在讨论冲突时制定规则，并监督成员们遵守，以此保持发言的框架，防止出现不规范或有害的评论。由此，可创建对话的基调，并确保团队在对冲突（在这一类复杂的情况下，总出现冲突）进行讨论后，情况不会恶化。当参与者非常投入，出现了激烈的情绪，当事人还能够"自如"地交流，就表明上述复杂的情景业已出现。只有在交流畅通无阻的前提下，不同的看待问题的方式才能够给一个团体带来很大的利益。

当然，团队的领导者也可以提出相应的建议，但在这种情况下，规则的实施靠的是团队中本身存在的等级制度。当团队总的框架条件由局外人制定，团队成员的认可度则完全不同。局外人不属于组织，因而也置身于等级制度之外，从而更容易获得团队（或付费组织）的认可，引入新的团队规则。

督导师能够建议解决问题的方法。督导师通过局外人的视角，受团队之托，且具有专业上的权威，因而他有权就解决问题的方案，提出明确的建议。他所受的专业培训应使他同时具备这方面的能力。

在某有限责任公司里，3个总经理组成的团队在合作方面长期存在着巨大的问题。他们彼此之间充满敌意，互相贬低。尽管如此，他们一直在共同负责公司的财务，管理员工的工作岗位。甚至于，他们三人都共同参与了成功开创公司的历史，这些都让"分道扬镳"变得很困难。关于是否继续合作下去，他们犹豫不决。但继续的话也很难，因为关于作决定的流程，如在雇用员工（训诫、警告、解雇）等事宜上，也没有一个正式的规章制度。这种毫无建设性的合作可能会延续下去，持续损害公司的经营，从长远来看，甚至会导致公司破产。对此督导师建议，各方以书面的形式相互提出改变的需求，并在会议中进行详细解释，直到他们充分理解彼此的内容，不需要非得另两方觉得合理，他们也不是非要接受。2个月之后，每个股东根据各自的需求被满足的程度，来决定是否继续合作下去。通过这样的途径，这个团队能够在不危及公司和个体生存的情况下做出决定，带动领导层的改革。

当然，这样做的前提是，督导师在组织整个过程中被赋予了责任和权威。但在具体的内容上，如团队怎样向前发展，对未来要做哪些决定，督导师是不能决定的，因为他不能参与企业的未来，因此也无法对此负责。

团体工作的思考

请环顾一下您所工作的团队或者企业，并思考以下问题：

——哪些议题，是无法继续进行下去的？

——在工作中，哪些让您心烦？哪些让你觉得举步维艰？

——其中哪些是能够借助于身为局外人的督导师的支持而得以解决的？

——哪些话题对您来说难以启齿，以至于您不愿和督导师谈及？

——假如在您的团队里，有一名督导师在工作，他必须注意什么？为了获得成功，哪些事他绝不能做？为了使团队找到更好的解决方案，哪些事又是他无论如何都必须做的？

——你最想和团队中的谁相互交流意见？这对于您有哪些好处？代价是什么呢？尽管如此，您仍然会这样做吗？

🐾 4.7 领导不易：领导力训练 🐾

谁要是相信一个团队领导能统领一个团队，也就是相信了黄翅蝶可以使柠檬泛起褶皱。

——佚名

麦尔(Maier)女士在一家公司带领着一个8人团队,公司的任务是为失业者在各个作坊创造工作机会,为他们能重新进入职场做些准备。麦尔女士的团队由人事管理员和社会工作者组成,任务是为不同的作坊寻找合适的人员,并在此期间给予支持,达到更好的共同协作,并使其找到一个能够继续工作下去的职位。

然而,公司目前处境艰难,被批准的项目越来越少,而且对项目的可行性也要进行严格的审核。项目结束之后究竟有多少人确实找到了工作,是被管控的。对于将来还会有多少类似的项目,大家不得而知。企业领导担心公司的经济形势会明显恶化,为保证企业能够生存下去,缩减和裁员被视为解决之道。这也波及了麦尔女士的团队,其中,有两份定期合同还没续签,一个空缺的岗位也暂时无人补缺。和部门领导的谈话进行得很艰难,麦尔女士希望能够续签定期合同,并为空缺的岗位招聘人员。她知道团队成员工作负担重,项目的参与者也需要大量的支持。尽管如此,她还是没能得到部门领导的支持,她因此非常气愤。她觉得自己团队的工作受到贬低和轻视。尽管迄今她为了组建团队,打造良好的工作流程,已投入了大量的精力。

团队的氛围也同样很糟糕,一些成员担心他们的工作岗位,他们不确定他们是否还能继续待在那里。由于裁员,每个人的工作任务也有所加重。团队的成员们觉得,各级领导都不重视团队的工作。在此期间,对领导的怒气渐渐蓄积起来,对公司的认同感也有所下降。

麦尔女士曾一度是一名尽职尽责的员工,但现在她也无法忍受。她现在对上班没什么兴趣,也不想再那么投入。她抱怨领导和同事,认为他们总是挑别,不满意,对她的用心良苦和付出的努力视而不见。纵然她能够理解这一切,但还是感到愤愤不平。

她应该如何处理这种局面呢?面对企业的窘境,她怎样才能发挥好作用?在前途渺茫的情况下,她怎样才能找到自己的目标呢?她怎样才能激励组员们予以项目参与者支持,而不是互相打击呢？她怎样才能使自己的团队和整个组织在这段困难时期重整旗鼓,同舟共济呢？这都是她必须解决的难题,否则,组员们将无法好好工作。同事和客户也会对此有所察觉,从而致使工作业绩的质量下降。但是,这种情况既不可以和同级别的同事讨论,也无法向领导或下属开诚布公。

当然,人们很快会意识到,公司的境况并非麦尔女士个人的问题。从另一方面来看,麦尔女士是以个体的身份对目前的情况作出了反应:公司的境况令人沮丧、气愤、消极。在这里同样涉及两个方面,即:社会体制之下的人的行为。人们因公司的窘境而产生的感受是合情合理的。但对任何一方来讲,其结果都极具杀伤力。人们对当下的一些有用的以及合适的行动和举措,都会因挫败和内心的畏缩而视而不见。领导团队的动力、乐观和清醒已不复存在,然而对于一个好的领导力来说这些恰恰是不可或缺的部分。这样的后果是:整个团队和企业各部门都看不到存活的希望。原因何在? 冲突、压力、怠工,使企业完全陷入瘫痪状态,每个当事人及整个企业都遭受了巨大的人力和物力损失。

系统式方法客卿是如何起到作用的呢? 系统式咨询师感兴趣的不仅是当事人的经历和感受,还有他们之间的互动及系统内部所属的任务、职能和游戏规则。个人和企业,这两个方面正好是系统式客卿所要进行工作的领域。

对此,在客卿中首先要留出时间和空间,以梳理领导团队的感受和愿望。

麦尔女士首先应排解对领导和同事们的愤怒。最近,她常与伴侣和女朋友们谈到这些,这让她轻松了不少,但仍没有带来任何解决方案。而且,当她总是翻来覆去地谈论这些事时,伴侣和女朋友们也会觉得有些厌烦。

客卿中,咨询师帮助麦尔女士明晰,在这种情况下她想要去的方向及想达到的目标。很快,她就清楚地意识到自己的失望,也许还有对其他参与者的感受及判断有所失误。因此现在,她希望能利用自己的领导力,积极地去影响她的员工。为此,她需要对企业目前的状况有自己明确的态度,表明她的焦虑。她意识到,公司领导拒绝填补团队中的空岗,并非源自对团队工作的不认可。公司领导是不愿意在不确定时期应允任何他们可能无法兑现的财政支持。

由此一来,麦尔女士因公司状况而引起的不适和紧张,得到了些许缓解。

因此,客卿能为身陷职业困境中的人们减压,使人们再次能够客观的看待事情。由此,也确定了客卿的任务和目标。

在系统式客卿中，必须同等谨慎地处理企业内部的职能、流程、结构、任务、利益和运营规则。系统式分析可以使人纵览全局，为此可视化是一个非常有益的方法。

系统式咨询师首先和麦尔女士共同绘制了一个小小的组织机构图，将所有参与者置于图中，如：公司领导、部门领导、各团队成员、各作坊的领导、项目参与者、劳务局委托人及劳务局的通告（未来公司的工作和资金将会减少）和公司领导和部门领导的通知（必须节流）。

这样她就能掌握关于当前局势和所有当事人的视角和利益的概况。最重要的是，她清楚了自己在系统中所具有的可能性和局限性，在哪些方面她可以发挥建设性的作用。因而就切实的处理方案，也产生了初步想法。

此时，就可以着手寻求解决眼前问题的办法，并解决关于效果、副作用、风险等方面的问题。

麦尔女士很快就认识到，执念于"受害者"的角色对团队的任何人，包括她自己都毫无用处。她的团队不应该去承受她的沮丧和失望。与团队成员共同和上司作对是有百害而无一益的。她应该更多地与团队成员换位思考，这也正是他们目前所需要的，即：对新的着手点和具体的专业水准进行指导，究竟该如何在人力资源减少的情况下支持项目参与者和作坊？从情感层面上，团队成员需要得到关于裁员范围的清楚、公开的信息。当麦尔女士能够乐观地指出，这并非第一次行业危机，公司在过去也曾顺利渡过这样的难关。而且她确实共同历经了那样的时刻。只是由于一时激动她将这些观点和经验都抛之脑后。

之后，项目参与者、作坊领导、公司和部门领导、劳务局需要在此对工作进行一个清晰的陈述：关于修改后的项目和整顿过的团队工作的情况。当然,有关项目承接、调试不在客卿之内,而必须由麦尔女士和她的团队商量和沟通后制定。

客卿的作用在于激发下一步工作的思路,并对此进行反思,究竟会带来哪些效果。确定最终的或正确的解决方案并非客卿的目的所在。更何况在一个复杂的系统里,这样的解决方案并不存在。最终,还应与局外人,即客卿师探讨相关的风险,然后才能决定,是否进行下一步工作。

日常工作及职业生涯——一个简单的分析

请以自己的工作情境为例,如果您在操持家务或者正在养育孩子,这对我们来说也属于工作情境。首先请记录与您的工作相关的人。给自己一些时间,一个个参与者就会慢慢地浮现出来。

——然后依次站在每个参与者的角度,思考每个参与者对您的期待是什么? 他们每个人的利益何在?

——现在您再次回到自己的位置上,设想您对他们说,您能满足他们的哪些期望,哪些无法做到? 您认为自己的角色何在? 什么事情与您无关?

——请思考,在职场中您的冲突在哪里? 将来您会如何处理它们?

——您认为,在工作得到的支持和能量场源自何处?

5

日常贴士：7个实用的点子

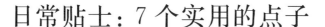

5.1　请注意！"乐观者长寿"

"乐观的人寿命更长"，悲观主义者读到这个句子并点点头：
"看起来这完全正确。"

——迈克尔·朗夫（Michael Rumpf）[1]

　　系统式治疗师是一群充满好奇心的人。我们总是在路上寻寻觅
觅，想要找到一些有用的且符合系统式治疗的东西。我们现在就简单
地介绍其中两点：健康本源学及积极心理学。两者与系统式咨询和治
疗有着异曲同工之妙。系统式治疗师将重心放在人们所拥有的资源
上，而这两种方法也以乐观的态度为工作基础。他们都致力于"如何保
持健康，如何拥有幸福美满的生活"。

　　我们了解的通常是那些不健康的因素：高脂饮食引起血管硬
化，缺乏锻炼导致体重超标，而超重又可引起关节损伤。传统医学关
注的主要是生病的原因（病理机制：疾病的产生）。而健康本源学
（Salutogenese）有所不同：几十年前，以色列的医学社会学家亚伦·安
东诺斯克（Aaron Antonowsky）创建了这个概念并对其进行研究，现在
它已风靡全球。安东诺斯克曾在以色列做过一项关于大屠杀幸存者的

---

　　[1]　Michael Rumpf 美术设计、艺术指导、布景师，主要作品《大航海》《大偷袭》。（源于
网络）

研究。他发现相当比例的人已克服了精神或躯体上的障碍，很好地康复了。这使他深感意外并继续潜心研究；他想弄明白，人们究竟是怎样在如此剧烈的创伤后重拾健康，满意地生活的。从中他发现了助人度过危机并克服创伤体验的三大要素。对于拥有健康生活来说，这是一个公开且又极其重要的前提条件。因此，他将其命名为健康本源学因素：

——理解性：对于某个非同一般的事件，我们越是能够去归类并设身处地地去理解，就越能稳定和坚强地去克服危机。如果我们对所发生的事情惊慌失措或一无所知，就会使境遇愈加困难。我们会失去方向感和控制感，并使致病的内在压力成倍地增加。

——自我效能：比起那些陷入无助受害者角色里的人，积极应对困境、着手处理并行动的人，在心理层面上也更容易去战胜困难。这有很多例子，关于那些在大屠杀中和他人一起制作音乐，帮助患难同胞或是搭建地下网络的人。他们都在难以想象的残酷的生活状态下寻找到微乎其微的可能性并加以利用。这一原则也同样适用于日常情景：感觉自己能够做些什么是心身健康最重要的前提条件。

——意义性：3 个要素中，最难理解的要素也许是赋予大屠杀意义的能力。然而这种能力似乎有助于人们从创伤中重拾健康。大屠杀的意义？很多人能够从宗教或是政治信仰，人道主义价值体系中找到自己的意义。这对今天的我们来说也同样适用：那些认为自己的存在，发生在自己身上的那些事，或者，自己所做的事是有价值的人，要比深陷强烈疑虑中的人健康得多。

这些要素早已被我们借鉴到咨询中。比如说在企业咨询中：如果员工能够得到企业变故或结构重组的消息，并理解其意义，如果他们能及早地将其考虑进来，并能够有所参与，那么冲突和请病假的情况就会减少，棘手的问题也能够被很好地解决。

在心理咨询中，当人们必须与一个糟糕的诊断作斗争时，如果他们对病情及治疗情况有充分的了解，如果他们能够对疾病赋予个体化的意义，并能够积极地对治疗做出自己的决定并配合治疗，那么效果会更好。

对此,美国著名的抑郁症研究者马丁·赛利格曼(Martin Seligman)也有着类似的见解,他和众多国际上的同道们创立了积极心理学。他并没有对当孩子落入水中,人们饱受疾病的折磨的情况做心理学研究。相反,他研究的是积极心理学,研究什么才能让人们拥有一个稳定、健康、幸福的生活,以及对于一个成功的人生而言需要具备哪些条件。

下面是他的一些研究结果:大部分心态积极的人身体也是健康的;当人们接种疫苗前想着美好的事情,其免疫系统的反应也就会更强。当人们在沉重压力之后仍找得到有趣的经历并笑而处之的话,应激(压力)系统就会很快冷却下来。快乐的人更有创造力,能力更强而且能够更长寿。这并非神秘的治愈箴言,而是经过反复印证的证据确凿的研究结果。

但是我们都知道:其实并没有这么简单,绝非一句简单的口号:"微笑吧,你是幸福的"。积极的心态不是信手拈来的。而我们早已形成一些思维定势:只关注消极面,一味地去寻找那些碎屑,而对路旁的鲜花熟视无睹? 或者我们可以反其道而为之,为一些看似微不足道的美好欢呼雀跃,继续前进,并去庆祝那些大大小小的成功?

然而如果我们想要去弄明白那些更快乐、更知足的人的秘诀的话,还有更多的基本原则。下面是一些积极心理学给出的答案:

1. 我们应该了解我们的优势并尽可能地利用它们。如果我们知道,什么能够激励我们,哪些对我们是重要的,哪些是值得我们为之而奋斗终生的,那么我们就能为之投入更多的精力。这能够使我们更加强大,并保证了良好的效果。反之亦然,通俗地说即是:如果你背叛了自己,就会变得脆弱不堪。

2. 当人们完成某项挑战或是获得成功的时候总是愉悦而满足的。一个"土豆沙发"很难体验到这种幸福感。幸福感包括投入做某事、为之努力,最后去庆祝成功。如果人们既不过度奢望(一而再再而三的落空),也不妄自菲薄(对自己要求过低、整日无所事事)的话就会达到最佳的效果。

3. 人们需要做决定——还要付诸行动，我们必须要不断尝试，获取经验并从中学习(见 5.7)。这同样适用于儿童、学生、成人以及老年人。某个养老院曾做过这样的试验，让老年人去布置他们的房间，安排每天的日程，并去承担照顾植物或动物的责任：与那些整日忧心忡忡、无所事事的人相比，他们的健康状况更稳定，头脑更清晰，也更活跃。

4. 也许最重要的元素是感恩！这种感觉能将社会情境囊括进去(众所周知，这是系统式治疗最核心的部分)，幸福的人总是一再地去表达他们的感激之情。对于大大小小的事情，他们总是毫不吝啬地向其他人表达着自己的感激。这在增进与他人之间感情的同时也使自己更强大。同样，也阐述了一个深刻的事实：没有人可以离群索居，我们与他人密切相关，需要他人的关心、尊重与支持。同样，正如布伯所表达的那样：人类首先是从我走向你的。

大多数困难情境下危机的克服

练习系统式：

1. 健康本源学：如果您正身陷囹圄，请为自己画一幅画，搜索一些信息并找到 1—3 个您可以倾诉的人。然后您就有可能找到解决的方案。(有时候这可能会是一个转移注意力的好方法，或是有益于当下情境的有意识的安排。有一条美国谚语是这么说的——改变它、爱它或是离开它：改变，下意识地接受或是干脆离开，所有这些都是积极的行为。在这儿还有第 4 个选择：无动于衷和怨天尤人。长此以往，会固着成一种生活态度。说到这里您可能会想到许多例子)。

最具挑战性同时也最有价值的一步就是寻求意义。有时候我们能在一些苛求、压力或沮丧中找到直接的意义。这取决于，您将它们赋予什么样的意义，即使所发生一切看起来是那样毫无意义，是什么驱使着您继续前行，您将会作出什么改变，您应该从中学到些什么，而这一切又意味着什么。对此您应该留出足够的时间来思索。

2. **优势**：列出一些您特别擅长，对您非常重要且很有意义的事情，可以是手工技能性的，或社会能力方面的(特别精细的运动技能、毅力、人际关系能力，很快地理解并组织一项任务的能力等)，填上那些必要的，并时不时将这张表拿出来。同时仔细考虑一下：对于目前的生活，我是否足够满意。我所在从事的是不是一份我最擅长的，最感兴趣、最喜欢的工作？若并非如此：如何才能最大限度地提高我对生活的满意度？

3. **感恩**：仔细想想那些进展顺利的大大小小的事情，为此您想感谢谁？表达出您的感谢。您可以做些事情，表达对他们衷心的感谢。您也可以写一封信或是一份邮件，然后再考虑是否要将它邮寄出去(最首要的一步是要真正地意识到我感谢他们什么)如果您很勇敢，并想要改善或加深你们的关系，那么就走到相关的人身边，对他们说声"谢谢"。当然您也可以从小事做起：用一个友好的微笑，感谢一个让您先转弯的司机。

5.2 从问题到目标：从积极的方面着手

> 一旦我们最终失去了目标，那么我们将会事倍功半。
>
> ——马克·吐温

运动是怎么产生的呢？物理学中提到两种力可以产生运动：引力和斥力。众所周知，这也适用于人与人之间，但要复杂得多。

我们也可以用两种驱动力来描述系统中的变化：在家庭、小组或是团队中，有时人们非常清楚哪些应该终结，哪些是他们所厌恶甚至是排斥的。这是一种能产生运动的力：人们积极地寻求改变、着手一些新的可能。有时候,人们会发现一些吸引他们的东西。这时就会知道,自己想要的是什么。

当人们身陷囹圄的时候,他们时常会感受到一种清晰的心理压力,他们清楚地知道他们想要甩掉什么。但困难就在于:仅仅这样是不够的。因为当我想要离开的时候,我并不知道更好的选择是什么,我不知道,我要去何方? 这时会存在这样的危险,我们的行为会丧失方向性,在问题的重压下陷入一个又一个旋涡。在这时会陷入一种慌不择路和绝望的听天由命的循环中。对此,我们每个人在不同的人生阶段中都有所体会,在政治上、在某个企业中,在家庭里或某个身处危机中的人身上,我们也会经常能观察到这样的现象。

斥力的存在是非常有用的。它能够激发我们行动的力量! 但我们仍然需要知道前进的方向,否则将会无功而返。在这些时刻,很多人往往会操之过急。

找到目标,恰当地表达并将此种变化作为一种引力来使用,这是系统式咨询和治疗中基本的工作方针之一。有些系统式治疗师对现存的问题极少提及甚至完全避而不谈,而是迅速地就未来的目标进行工作。为什么呢? 因为在对目标进行表述时会将问题充分的暴露出来。当我们去谈论目标的时候,其实也在谈论我们的问题。这有两个例子:

> 如果有人这样描述目标:"除了和日常工作流程相关的文件,我要把桌子上余下的那堆文件都挪走。我要对每天的工作任务就重要性及紧迫性作一个评估,然后一个接一个地进行",说到这里就已涉及一些问题:面对众多的任务时,他显得无所适从,无法将重要的和不重要的事情区分开,这通常耗费很多精力。
>
> 如果一个母亲这样描述:"我要给思文(Sven)设立一个边界,当他骂我的时候我就把他赶出去,然后向他解释哪些可以哪些不可以"……这时她也提及了一些她面临的问题,即很快会被对方激怒,大吵大闹,然后束手无策地放弃。

这里也呈现出一个重要的优势：如果我们从描述问题转为描述目标，那么我们内在的模式就会发生变化。我们从过去指向未来。一直纠结于问题的所有细节，会唤醒那些曾试着解决问题却未成功的回忆，失望、耻辱（羞愧）和失败的感觉也随之而来。长此以往，信心也消失殆尽。然而当谈论目标和解决方案时，就能够引领我们进入另一个内在空间，那些可能性被洞见，创造力被激发出来。我们将会更多地去设想将来会怎样，而不会再让大脑被众多的令人懊恼的失败充斥着。

带着目标去工作，带来更多有利的效益。

——设定目标可以帮助我们将必要的部分从无关紧要的事情中区分出来。我们要先搞清楚：哪些是我们真正的想要的，哪些属于锦上添花，哪些是要先暂且搁置的？

——良好的目标是极具吸引力的，它给予我们动力，激励我们为想要达成的改变全力以赴，为之投入精力和时间。

——良好的目标有益于我们！因为它使我们的行为得以被检验。我们能够意识到成功并为之雀跃。

——它就像一个沙漠里的灯塔，为我们指明方向并激励我们勇往直前："看，就在那里，你能到达的。"

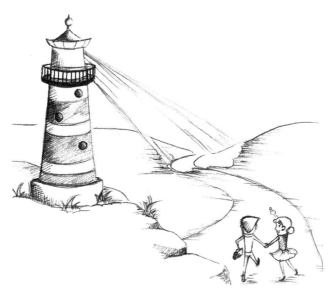

任何规则都是有例外的,也没有什么规则是放诸四海而皆准的。在许多家庭或团队中,谈论问题是个禁忌。这种情况经常出现在存在着秘密、攻击、言语或是身体暴力的情况下。对于他们来说,最必要的就是能够去谈论问题。这通常可以把他们从内心的牢笼中解救出来。但也不能让他们一直待在问题里,否则他们会深陷那种不好的体验之中,无法逃脱。

怎样才能设立一个良好的目标呢?系统式专家的工具箱里的一些工具能够进一步帮到你;我们每个人都可以自行使用并以此检验成功。

设立一个良好的目标

现在请抽出一些时间,拿出纸笔并开始选一个你近期想达到的目标。现在根据以下这三点并设立一个与其相符的目标。

1. 良好的目标是非常细致具体,并且是积极导向的

具体地描述出你所期望达成的状态(勿用修饰词:“应该”“必须”“我试试”)。良好的目标是应该达到什么,而不仅只是促成问题行为的结束。也因此会产生一些你想要走向何处的内在画面。

一些有提示性的问题如下:

如果您的目标达成了,会是什么样呢?您会有哪些不同?请尽可能具体地描述一下!为了让一切顺利地进行下去,您现在马上能做些什么,接下来要做些什么呢?

2. 良好的目标是可测量和有期限的

设定的目标越具体,我们就越能够更好地检验我们是否实现了它。对于我们的进步以及成功的喜悦感来说这是非常重要的。如果我们没有达成目标的标准,那么我们同样也无法去庆祝它的成功。但是无论如何,对所有的目标来说“庆祝成功”也是一个非常重要的因素,就我们自己而言,无论在学校、幼儿园或是公司,亦是如此。目标的实现必须进行庆祝。这里也有一些提示性的提问:

其他人是如何承认，而您又是如何确定，自己实现了目标？100％的达成目标是怎样的，75％，50％，25％……切合实际的第一个阶段是什么？您想什么时候达成这个目标？如果第一个阶段目标没有达成的话，您该如何去应对？您怎么去证明您的目标依然是可以实现的，而不是去缴枪投降？您将如何庆祝您的成功？对于第一阶段的成功您会如何适当地犒赏自己呢？

3. 良好的目标是切合实际的而且是自己可控的

首先必须存在一个符合实际的能够成功的机遇，是我们靠自己的努力能够达成的。一个良好的目标所需要的行动是我们能够自己贯彻执行，且为此负责的。把责任推到其他人身上总是轻而易举的（"老师不喜欢我！"），但这描述的只是一部分的事实，同时这使我们感到无助，因为这使我们忽视了自己的能动性。

以下是一些如何重新设立有效的目标的例子：

从哪里…… 对问题的描述	到哪里…… 切合实际的小目标
"我身上有太多的赘肉，我想减掉5千克"	"我打算修改我的日程安排，使我就能够按时吃饭。我想每周日做一个饮食计划并且有针对性的购物。每天至少吃一餐沙拉或者是蔬菜。每天至少做半小时的运动。"
"我和我的丈夫经常吵架，我不再能理解他，许多事情都会激怒我，他比以前更回避我了，这让我既生气又担心"	"我想要静静地去倾听他，在他说话的时候不再去反驳。我想学会及时表达不满而非把话咽下去。我想要坚持做到，每天晚上反思并确定，我是否已向丈夫说了所有重要的话或是否已约好了谈话时间去说。我想要更经常地表达那些令我愉悦的事"，"多经常？""呀，现在每天至少会有一个或大或小的值得夸赞的事。"
"老师不喜欢我，现在已经无济于事了……"	"上课时我要积极主动的参与，即使老师更喜欢别人。即使他继续这样不公平地对我，我也会坚持下去。"

5.3 "还没有"的力量——以不同的方式与自己对话

注意你的思想,因为它们将会变成你的言语。

注意你的回答,因为它们将会变成你的行动。

注意你的行动,因为它们将会将变成你的习惯。

注意你的习惯,因为它们将会变成你的命运。

——来自犹太人典籍《塔木德》

当你身陷囹圄或是面临一个也许巨大、艰难也因此令人焦虑的任务时,要注意一下你的想法。你熟悉这些自我评价吗?"我不能……""我做不到……""我实在太(年轻、老、虚弱、没有经验、愚蠢……)""我没有足够的(知识,经验,朋友……),"这反正是不可能的,我从来都没有做成过……"

我们总是对自己非常挑剔并心存怀疑。因而我们总是特别关注可能的失败。当然,这对有些人说是一种内在的鞭策,为了防患于未然,他也是可以成功的。但是我们的大脑就像肌肉一般,我们如何使用它,它就会发生怎样的变化。这种持续对问题的思考会令人紧张、不安;从而增加失败的可能性——这点一再被证实。我们从而陷入了自我实现预言的恶性循环里。这种认识由来已久,犹太人典籍里早就有对此有优美的阐述(参见 4.7 的例证)。社会心理学和神经心理学的现代研究也证实了这一点。如果我们常和老年人一起工作,我们的动作会变得缓慢。多想想我们在关系中一些好的经验,我们的行为会变得更加宽容,我们也会更乐于助人。如果我们受到做不好某事的暗示,那么我们实际做起来也举步维艰:有人认为女生的数学比男生差,但事实上是:接收到这个信息的女生组的数学成绩相比对照组,即没收到此信息的女生组要差。如果老师相信学生有天赋,那学生也会变得更好。由此得出结论:我们的信念参与构建了那个我们信念中所预期的现实。为什么呢？当我们的行为发生改变，环境也会发生相应的变化。

我们所体验的生活，总是能通过语言来描绘。因而，——在任何系统式咨询中，来访者对于情境和问题的描述都是至关重要的部分。只有通过内在的诠释，人们才能赋予自己的体验意义和价值。通常语言上极微小的变化就足以给我们的大脑带来新的想法或播种下改变的种子。

细微的言语改变——惊人的效果

我们想请你做这样一个游戏，自己也好，和爱人、朋友、家人、同事们的谈话也好。下面的建议并非是那些能使人生一夜骤变的神奇咒语。但能提供小小的步骤，改变个人的视角，从而使行为也发生改变。您可能会收获不可思议的效果，惊喜万分。[下面的汇总要感谢我们的同事曼弗雷德·普莱尔(Manfred Prior)，他的著作附在附录中。]

“在过去……”“迄今……”：在压力之下，人们常将他们的问题描述为长期以来的人格特征：“我总是很容易发火”，“我一直都是这么腼腆”。这让我们确信：“事实总是如此，什么都不会改变”。但若我们将此与过去连接，则会构建另一个内在画面：“迄今为止，我常常很容易发火”……“以前我常常很腼腆”。这意味着现在并非如此。此种描述将体验放到过去，它所属的地方。也委婉地表明，我们能够有所改变：搜集一些负面的自我描述，将过去式插入其中。

“还没有”“有时候”：如果在描述问题的时候加入“还没有”一词，也会产生同样的效应。“我很难集中精力”可以改为“我还没找到，怎样能在……更好地集中精力”，或者“有时候对我来说集中注意力是件很困难的事”。这时您会注意到：小小的绝招能将我们的体验置于一定的时间情境中，使其相对化，让其摆脱那种永恒的诅咒：“到现在还没有……但或许从现在起或者以后就会好！”“这在某些情况下会失败……但在另一些情况下能够成功！”

用"怎么样""什么"或者"做什么"代替"是否"

每当遇到明确的、非此即彼的选择或决定时,"是否"这个词总是"恰到好处"的。"我不知道,我明天是否能来。"在描述问题时我们常常会陷入一种非黑即白的思维里:"我不知道,我是否能取得职业资格,能否把数学弄懂,是否能在某天认识一个很好(温文尔雅)的男人"。如果用带"W"的词来代替"是否"这个小小的词语的话,表述会变得截然不同:"我不知道我怎样才能搞定我的职业资格,为此我必须要做什么""数学太难,到现在为止我还不知道该如何下手,才能更好地理解它。""目前我实在难以想象,怎样才能去结识一个很好(温文尔雅)的男人……"

用"而是"和"或者"来代替"不"

我们经常会使用否定句,这样的表达将我们的注意力转向"哪些不好/没有"上,而掩盖了当下已存在的事实。注意到这一点,对改善和进步的开端尤为重要。我们经常忽略那些微不足道的进步,只接受成功带来的喜悦。以一对陷入危机的夫妇为例:"上周我们的争吵没那么频繁了",进而就出现了一个有趣的问题:"我们做了什么取而代之?",或对于一个容易害羞的年轻人:"我不再那么的谨小慎微了"……"你做了什么,你怎么不一样了?"

❖ 5.4 冲突:冷静下来 ❖

冷却时炼铁。

——海姆·奥马尔(Haim Omer)

为什么众多的冲突会导致指责、生气、愤怒甚至毁灭的螺旋式风暴？为什么当事人看似无法跳出这种旋涡？为什么一向冷静的、善于社交的人在冲突中有时会表现得更像个孩子，变得固执己见并常做一些给他们造成长期负面影响的事？是什么改变了处于冲突的人以及人与人之间的关系？试着想象一下下面的咨询情境：

> 这是一个有两个孩子(一个8岁，一个6岁)的离异家庭，孩子和妈妈住在一起，父母在法庭上为了父亲的探视权而争吵。法庭最终判决了一个"陪同探视"①，并由咨询顾问同双方一起，保证这个裁决的实施。在过去的12个月里，这对父母只在法庭上见过面，平时也只是通过律师的信件来获悉对方的消息。父亲丝毫不能平静下来，他非常激动，向前弓着背坐在那里，大汗淋漓，愤慨万分，他喋喋不休地强调着迄今为止对他的判决有多偏颇，不允许他探视孩子对他来说是多么的不公平。能看出来，他非常想要立刻提出他的要求。母亲深深地窝在沙发里，面色苍白，表情僵硬，几乎不说什么，看上去非常冷淡。她说话的时候总是支支吾吾的，需要咨询师的支持，才能比较清晰地进行表达。她有些迟钝且缓慢。对咨询师的问题父母二人都避而不答，他们的回应常常是隐性的攻击或是指责。有时候对于咨询师的问题两人漠然不应，还总是互相牵扯。咨询师甚至会觉得自己似乎什么都没说过，尽管他清楚地知道自己刚提了一个问题。尽管二人说话时总是朝向他，但对他的话却从不予回应。

要想了解在这种情境下他们之间到底发生了什么，需要我们准确的去理解他们的肢体语言。这是二人在身体层面进行的潜意识的交流，相比话语及其意义，肢体语言更多地决定着两人之间的互动。我们都知道，大脑的一部分负责扫描我们周围的环境，并评估其是否安全、有无危险，甚至是否会危及生命。

---

① 陪同探视指的是母亲允许孩子和父亲会面，但是会面需要有社工(咨询师)在场。

当我们的大脑认为周围环境是安全的,便会将我们的身心置于一个社会化状态里。在这种状态下我们是冷静的,能够心平气和地去倾听,也只有在这种状态下,我们才能真正恰当地去思考、分析、理解复杂的情境,客观地找到解决方案。只有在这种状态下,我们才能发挥出社交才能及创造力,只有在这种状态下,我们的才智才能尽情发挥。研究人员发现,只有在这种状态下,我们的机体功能才能更好地运行,更好地理解人类的声音。

如果大脑检测后,认为周围环境是危险的,即会触发战斗或逃跑反应。我们会变得十分警惕,我们的肌肉紧绷,以确保快速有效的进攻或是逃跑。我们的心脏跳动得快速而有力。我们处于高度紧张的状态,非常激动——当身体处于这种状况下,我们的社交能力受限,很难明智的、有甄别,有创造性的去思考问题。某些特定的物质抑制了掌管这部分能力的大脑区域。我们的心智通常会降低到一个小孩子的水平——从而无法为冲突找到一个良好的解决方案。上述例子中的那位父亲看起来就是处于战斗状态中。

如果大脑将周围的情境列入危险等级,生命或生存岌岌可危,逃跑或战斗都已无济于事,我们就会陷入一种“死亡状态”中。脉搏减慢,心跳变弱,思想也被阻滞。我们无法再思考,身体变得僵硬、麻木而迟缓。在考试中会发生这种情况。上述情境中的女人可能就处于这种状况:她不再具有创造性,思想似乎受到了某种阻滞,她运动不能,僵硬、颤抖都表明了这一点。

这种反应我们也可以在很多哺乳动物身上看到,在遭遇危险时它们也会有类似的下意识反应。正如在争执中有人会大嚷:“我根本没有大吵大闹”。他完全没有意识到他的身体已将他置于战斗状态,非常具有攻击性。

研究表明,任何一种威胁均会打破我们内外舒适感的平衡。当我们身处陌生的环境中,或面对准备战斗或逃跑的对手时,也同样如此。特别是对手的面孔或声音、音调和语气能被我们持续无意识地感知到。还没有等我们自己意识到,我们的身体就已经陷入战斗、逃跑或假死状态中——我们当下所需的能力都消失殆尽。同时，对方身体的战斗和逃跑的状态，也会触发我们产生类似的反应。确切地说，这些状态都具有传染性。

冲突情境总是异常复杂，因为此时关系到不同的感知、诠释、利益出发点，要在其中寻找平衡，并非那么容易。在此种情境下，为解决问题，我们需要很多社交技巧，清醒的头脑以及创造力。而也正如前所述，我们会陷入僵死状态，且自己根本无法意识到，因为一切都是发生在无意识的状态下。

更重要的还有，我们在这种情况下会失去换位思考的能力。这使得冲突无法得以解决，听或倾听都变得更加困难，我们无法理解对方语义、重点及说话的初衷。同时，我们更难将自己的立场和观点传达给对方。因为，我们首先需要感受和理解对方。最重要的是我们无法与他人共鸣，无法去估计自己的行为会给他人带来多大的影响，这是非常危险的。

怎么办呢？此时，我们无论如何都不应操之过急，贸然行动。否则，最后就变得像是一个处于成长阶段的孩子，而远达不到成人的能力水平。由于重大冲突关系到许多方面，结果常常令人难以接受。

"打铁待其冷却时"所寓意的是：在激动的时候，在战斗或逃跑或假死模式被激活时，不宜行动，做决定，威胁，或宣布事项。此处决定性的问题在于：我如何能意识到这种状态，又如何能从这种状态中摆脱出来。

首先，要意识到个体的身体状况：我现在是激动不安吗？我的心脏是不是跳得快且有力？我有攻击的想法、念头或是幻想吗？我在出汗或打寒战吗——在正常的室温之下？我感到很放松吗？我还能正常地去听吗？我有感觉到放松吗？注意自己的呼吸：你仅是在做胸式呼吸还是腹式的深呼吸？快速的胸式呼吸表示激动、紧张或躯体被激活。一个通常有用的方法是，在空腹时观察自己的内在状态，这时候人们能够对直接的体验保持一定的距离——这多少能够有些帮助！这时第一步也就完成了。

现在，请您试着进入一种放松、平静的状态：请有意识地完全放松，坐在椅子上，向后靠在椅背上。将身体的全部重量尽可能地放到椅子上。然后尝试有意识地、深深地、平静地用腹部来呼吸。这在谈话中也能够进行，并不被对方意识到。这对重新回到社交环境中，多少有些帮助。

当你注意到自己和他人未处于安静或放松的状态中：以建议休息的方式，打断激动或兴奋的高亢状态，使双方都能够重新平静下来。人们也可以采取一些较为保守的方式，如通过去洗手间来缓和一下。或请求延期，以有时间可以安静地思考所有的一切。很多时候，中断后再在合适的时间重新开始，接下来的处理也许会变得更容易且更具有建设性。

如果有可能，请邀请一个能被双方接受并负责防止出现情绪激动的第三方来加入谈话。通常情况下，能预防冲突螺旋式上升，并为谈话带来平静与安全。

我们认为，在有冲突的情况下，对身体激动状态的觉察及干预，是更好地处理这种状况的关键点。只有做到这点，那些好的建议才能帮到您，因为它们只有在思路清晰和所有的能力都尚存的情况下才能起作用。若您成功地使自己及当下情绪冷静下来，那么我们在前面章节介绍的建议就会有所帮助：

有意识地避免指责，表述您的愿望（见 5.5 从指责到期待）。集中精力用些时间去理解事情的经过，对方的观点。他是如何看待的，为什么？您真的理解他以及他的观点了吗？（见 5.6：另一种观点——另一种故事！）

他人的行为会对我有怎样的影响？我真的就确定他是故意这样做的吗？或者在冲突中他也受到了伤害——只是没能顾及我的感受？我的行为给他造成了怎样的影响？我确实是有意这样做的吗？或者我只是没有感受到，我的行为可能会带来什么样的影响？（见 5.6 区分意图和效果！）

第三方将会如何描述这个事件（故事）？他觉得在这场争执中我该承担多少责任？他认为对方的行为态度的责任比重是多少？（见 5.6，澄清责任比重。）

最后，如果我们成功解决了那些困扰、压力性事件及误解：我们应该朝哪个方向继续？我们和冲突方能共同为未来寻找到哪些目标？它应该是怎样的呢？（见5.2从问题到目标）

无水游泳练习，为冲突性对话做准备

对于一次冲突性的对话，您做好准备了吗？我们事先应当练习对自己激动的觉察以及使自己平复的能力。下面有这样一些练习：

场景1：

坐在椅子或沙发椅的边缘上。把您的双手放在膝盖上，调整您的上身。有意识地使自己绷紧。快速而有力地用胸部呼吸。这样坚持一段时间。您感觉到自己身体的状态了吗？您的身体有什么感觉？您注意到了些什么？试着牢记这种身体和精神状态。

场景2：

将身体深深陷入沙发或是整个椅子里，以使整个身体的重量都放上去。试着尽量放松。把一只手平放在下腹部，同时平静地深吸气直至下腹部。深深地吸气，手随着呼吸轻轻地起伏。享受此刻的放松和平静。感受您的身体状态。您的身体有什么感觉？您注意到了些什么？试着牢记这种身体和精神状态。

多次重复交替做这两个练习。尽可能试着回忆两种状态间的不同。有意识地练习从一种状态转换到另一种状态。从而在下次的冲突中您就能够更好地意识到自己的状态并成功地进行切换！这有点类似在没有水的情况下练习游泳——但十分有效！

🐾 5.5 从指责到期待，到幕后去看看！ 🐾

指责激起反击。

——安德烈亚斯·藤泽尔（Andreas Tenzer）

我们争论了这么多——但是已没什么好说的了。

——洛塔尔·马泰尔斯(Lothar Matthäus)[1]

"进攻是最好的防守":这条德国谚语中实际上已囊括了所有意思。许多攻击实际上是一种防御,发生在受到伤害或感到被误解时。只不过在进攻中很难意识到这一点。

控诉和指责本来就不受欢迎,也不会让人多高兴。以下是一些不怎么好听的话语,如:

"你从来都没有帮我做过家务……"

"你又忘记了,今天是我们的结婚纪念日。"

"每次我一回到家,就看见你和你的朋友们在煲电话粥……"

"我们的约定你从来都没有遵守过……"

"你完全没有搞明白,我怎么会这样!"

"你的度假计划完全都没有考虑过别的同事,根本没一点团队意识。"

注:当我们生气的时候,完全处于战火之中,将火焰局限一下也会变得更容易继续:"这伤害了我""这让我觉得委屈""我喜欢另外的方式""这让我很不安全""我感到被误解了"。

指责和控诉表面上能够减轻我们自己的负担:是别人的错,而不是我。这和我没什么关系,我不需要改变什么。

思考是什么造成眼下的混乱是非常伤脑筋的。我们理应考虑到,现实情况远比我们所认为的非黑即白要复杂得多。然而,清楚地知道谁应该对这个糟糕的状况负责,总是会给人带来安全感。

指责使我们凌驾于我们的对手之上,评判、指责,这是一个舒适的区域,因为从表面看来我们占了优势。也正因为如此指责将我们带入一个死胡同,因为指责正意味着贬低。当感受到攻击和贬低时,人们最喜欢做些什么呢?对!游戏继续进行:进攻——反击。对此我们已耳

---

① 德国著名足球教练,曾执教拜仁和米兰等球队。(源于网络)

熟能详。

"频繁的指责是恶魔最有力的武器。"德国谚语如是说。指责和控诉会摧毁许多脆弱的关系，因为指责涉及一些已经过去或者已结束的事。它发出这样的信号：我是对的——而你不是！人们对指责只会争吵而无法协商。它会招致另一方防御性的行为：使对方变得固执，难以信任和接近。讽刺的是，指责恰恰会阻碍我们达到那些原本希望通过指责达到的目的，即被倾听，被真诚地对待，以及达成我们的愿望。

指责妨碍了我们去发现并改变问题背后的系统。它使我们的思想变得狭隘，并激活了我们的应激系统，使我们或战斗或逃跑，而不是去思考、去理解，去做其他的尝试。因而指责妨碍了我们寻找解决方案。

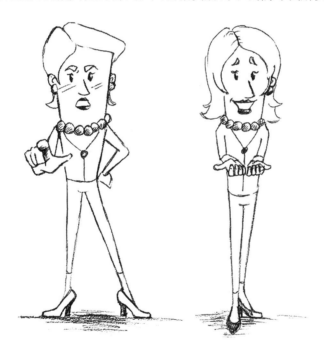

还有一点比较难的是：将目光转向幕后。我们可以将其称为 VW 法则：认识到每一个指责（V）之后隐藏的愿望（W），从指责中寻找愿望。因为：愿望是能够协商的。愿望表达的是这样的信息：我是好的——你也是！因此 VW 法则对于系统式咨询以及冲突调节来说是最重要的工具之一。这也是不言而喻的：在不断升级的冲突中几乎总需要一个第三方，一个独立于系统之外的调节者，确保当事人能够互相倾听而非争得面红耳赤，且能够去解读：指责应被小心谨慎地解读成另一种语言：委屈、期待、愿望、希望。只有成功地做到这点，才能动摇僵化的冲突。如果冲突尚未到达玫瑰战争[①]的阶段（英格兰的王位之争，1455—1485），也仍有很多方法来处理冲突，找到解决方案，或阻止冲突的扩大升级。

最好的方法，是从自身做起。如果你下一次再生某人的气，甚至希望他下地狱；如果你能想到一系列的指责和各种不友好的标签，那么想想其中最重要的 3 条指责，它背后隐藏了怎样的愿望，并试着用语言表达出来。

当你被他人指责时，设法让自己保持距离，因为在激烈的争执中，此刻提出的建议是无济于事的！比如你可以这样说："我现在听得太多了，我想认真对待你所说的话，并想要用些时间思考一下。让我们……（半个小时以后……今天晚上……明天上午 10 点）再来讨论吧。"

之后我们确实应当这样去做：思考，并遵守约定的时间。思考并非意味着三番五次地确认对方有多么愚蠢，或他的指责有多么不合理。思考指的是，去考虑指责背后隐藏着什么愿望。然后告诉你的对手，你理解到的东西。这里我们罗列出一个小小的培训计划，可以帮助你突破你亲爱的冲突伙伴的内在防线。然而最重要首先是：

——打铁需在冷却时：设法保持距离，确保自己和对方都能够冷静下来，降低内在的紧张程度。否则一切皆徒劳。

——当第一次没能奏效或是未能完全如愿以偿时，不要急于将子弹装入枪膛！当你蹒跚学步时，有多少次将自己摔得鼻青脸肿呢？你还记得吗？很多次！你放弃了吗？显然没有，如果当时放弃的话将是一大憾事。

---

① 玫瑰战争（又称蔷薇战争，英语：Wars of the Roses，1455—1485 年）是英王爱德华三世（1327—1377 年在位）的两支后裔：兰开斯特家族和约克家族的支持者为了争夺英格兰王位而发生断续的内战。"玫瑰战争"是在 16 世纪，莎士比亚在历史剧《亨利六世》中以两朵玫瑰被拔标志战争的开始后才开始使用。（源于网络）

VW 训练项目

指　　　责	愿　　　望
"你从来都没有帮我做过家务……"	"我希望你多承担一些家务，我需要减轻点负担……"
"你又忘记了，今天是我们的结婚纪念日"	当你忘记我们的结婚纪念日的时候我会觉得很委屈，我想你记得它并和我一起庆祝它……最后我爱你……（一如既往）
"每次我一回到家，就看见你和你的朋友们在煲电话粥……"	我回到家的时候如果你可以来迎接我，这会让我觉得很开心；我想我回来以后能多些时间和你在一起。

现在轮到你了，从现实生活中或从电影电视中找一些你亲身所经历或亲眼所见的例子。熟能生巧！

"你从来都没有遵守过说好的约定……"	……
"你完全没搞明白，我怎么会这样！"	……
"你的度假计划完全都没有考虑过别人"	……

✋ 5.6　当事情变得棘手：试着一览众山小 ✋

脑袋之所以是圆的，是为了让思考的方向可以改变。

——弗朗西斯·皮卡比亚（Francis Picabia）[①]

所有直线都有"8"字转弯处。

——斯坦尼斯洛·兰姆（Stanislaw Lec）[②]

当我们处于冲突之中，更甚的是，当这些冲突让我们非常紧张时，

[①]　弗朗西斯·皮卡比亚（Francis Picabia，1879—1953）为法国著名画家。
[②]　斯坦尼斯洛·兰姆（Stanislaw Lec，1909—1966）为波兰著名科幻小说作家。

我们在进化过程中发展出来的原始的求生模式将会被激活：我们开始战斗。在战斗的时候，我们只看得到我们的对手做错了什么，或是他们行为有多么恶毒。

"你竟然这么自私！你从来都不为别人考虑！"

"你所说的真是幼稚透顶！"

"你只想控制一切，这样你就心满意足了！"

"你说的南辕北辙、前后不一！"

问题：对方和我们想的如出一辙。

"你总是到处找我的茬！怎样都不满意！"

"为什么你总是这样自以为是？"

"你做事总是没头没尾！你最好注意点！"

我们总是认为都是别人的错。在争吵中很少听到人们这样说："我刚才真的是在胡说八道"。如果一切进展顺利，人们能够在保持适当距离的情况下平静地说这些。

对于自己的行为我们总是更为宽容，总能根据情况说出理由："我别无选择……""当我遇到那种情况时，我必须要……"因此，让我们看上去总是有理的。我们的行为怎样影响到对方也就变得无关紧要。更不用谈试着去理解，为什么其他人会这么做。原因在于我们根深蒂固的解释模式：人们趋向于根据情境解释自己的行为——正如他们所感知到的那样。人们从性格的角度上来解释他人的行为，很快刻画出他人的个性特征。（如果人们还能说，"他就是这样一个父亲……"那么这个画面就完美了）。此时，问题就来了：这种模式在争论中毫无益处。然而解决之道在于，我们必须学会改变思维方式。下面将为大家介绍3个有用的重构（改释）的方向。

不一样的视角——不一样的故事：每个人都从自己的角度来体验所发生的一切；这些体验可能是和对方截然不同的。每个人对所见所闻都有着自己独到的见解，并构建了自己的故事。为什么我们看待事物如此的不同？一方面，我们享有不同的信息。我们从大量的信息中选择吸取一小部分，由此来构建我们的事实，并坚信不疑。有人会看到路边盛开的鲜花，女伴可能会注意到铺满石子的路面，而第三个人可能会看着前方，问："还有多远啊？"

然后我们对这些选择性的信息的评价、说明和解释也截然不同。我们从家庭里所学到的，在学校培训中被教授的，令我们在职业中获得成功的东西，形成了我们解释事情的方式。

之后，每个人会得出不同的结论。结论又能反证我们的兴趣及态度。我们仅仅选择性地感受那些能够验证我们的东西。这有益于在一个迷茫的世界里创造安全感，但却无益于在一个棘手的对话中构建沟通和理解。

这即为第一步：假设对方对事情有不同的感知，对此进行提问并仔细倾听。然后你便会有故事的另一个版本。接下来呢？

区分意图和结果：我们通常会通过结果来推断意图。当我们受伤时，我们会说："你就是想要伤害我。"当我感到自己受到忽视时，我就会想："他一点都不在乎我。"我们从行为中推断出一个假定的意图。

但对我们自己的行为，我们总是从自己的意图出发，不去考虑结果。结果可能会有悖于我们的初衷，这也取决于我们对手怎样理解，或他当下情绪如何。此时，仅仅说："我本是想……"是不够的。无论对方出于何种动机，当我们受伤时，都会感到痛楚，即使是出于好意。你的同事帮你分担了一点工作，你有可能会觉得他瞧不起你。如果在某人心理正不平衡时，给出批评性的建议，可能会导致严重的后果。去照顾他的情绪时又很容易让他觉得你在迁就他。

因此一旦事情进展得不顺利，就应当就此谈论一下：我们可以满怀兴趣和好奇心地询问，我们的行为对他来说意味着什么？我们也可以去询问一下他到底想干吗？他为什么这么做？

我们也可以告诉对方，他的行为对我们产生了什么影响。我们的需要，以及我们的想法。这时多一些自知之明也许会有用，我们自己的意图也并非一直那么直接、高尚和美好的……这本身就已经有助于进一步的沟通了。而且这里还有一些其他的可能……

澄清自己的责任比重：我们在交流中要对自己的责任部分进行澄

清,尽管有时并不容易,但的确非常有用。当你觉得自己非常在理时,不妨考虑一下,你做了些什么导致冲突加剧,并将此告诉对方,这时能够缓和冲突。

首先我们应该去除两个常见的与上述目标背道而驰的偏见。

看到并认识到自己的责任,并非是指责对方扔进火里的火柴(对方的责任)视而不见。事情关系到双方,在二人之间经常出现毁灭性的交互作用。而认识到自己在其中的责任,往往是建设性的第一步。

澄清责任并非是认罪的意思。当我们认识到,在不断升级的冲突中我们应承担的责任,那我们就可以知道,怎样做可以防止将来再发生类似的事情。

最后还有一个非常有用的小贴士:带着第 3 个故事走! 什么意思呢? 我们认为,每个情境里都有(至少有)3 个故事:你的故事,对方的故事和置身其外的观察者对故事的描述。走近看看旁观者的第 3 个故事。对这个过程一个仁慈的旁观者会说些什么呢,他将会怎样描述? 这可以使我们保持距离,并有助于掌握整件事的全貌。

学习如何解决冲突

1. 冲突中的放松及距离练习

找几分钟时间安静一下,比如发生某事的当晚,睡觉前。拿个本子,写下您对以下问题的思考:

——第三方(旁观者)将会如何描述这个情境?

——冲突的对方呢,她会讲述一个怎样的故事?

——我的故事:我是怎样体验到自己的边界的?

——我曾经和现在的打算是什么? 我的行为可能会对他人产生怎样的影响?

——他人的行为又对我产生了怎样的影响? 我觉得他们有怎样的意图?

——在这个故事里我有什么责任,对方的责任又是什么呢?

2. 为谈话带来一些新的东西

分享一下您从上面的练习中学到了什么。例如，您是什么感受，您在这个事件中看到了什么，以及对方的行为对您来说意味着什么。

——"我可能反应太剧烈的，因为我害怕……就像我在之前的某事中发生的那样"

——"你不会有意这么做的，但是我感到被步步紧逼，当你……"

接着，承担属于自己的责任：

——"确实有些事，我做得有些火上浇油……"

然后再继续问几个问题。

——我想知道你的感受是什么。对我所说的话你有什么感受。你是怎么想的。

如果这个谈话进展顺利——不是说没有绊脚石或磕磕绊绊——那么信任就建立了。这是一个给予和接收的过程，对于一个开放性的谈话，首先，您的邀请、您能做的是必不可少的。如果他人接受您的邀请那确实非常好，如果不被接受，也许还需要一些时间。但无论如何这种尝试都是值得的，对方的态度经常能随之改变，接着，就能展开对话，进行下去，有所结果。

5.7　积极的学习态度：善待自己的错误及自己！

> 犯错使人更加智慧，因此错误永远都不够多。
>
> ——佚名

善待错误听起来很具有挑衅性且不切实际，这是因为我们都在避免错误和消除错误。遗憾的是它们总是卷土重来，成为陪伴我们的顽固的同行者。"不作为才能不犯错"有时是句自我辩解的话。类似的话当然还有很多：避开所有错误的人将无所作为，因为恐惧和谨慎禁锢了他的创造力、思考能力以及行动的勇气。

因此，错误属于生活，即它们应当被认真地思考，是我们不可或缺的旅伴，我们应该与它为友。然而大多数人是怎么做的呢？恰恰相反：诅咒错误，批判错误，嘲笑它们，羞怯地隐瞒它们。这些行为始于家庭和学校里。遗憾的是目前依然有许多糟糕的教育家，他们用羞辱、公开的贬损、嘲笑及挖苦性的评论以及施压来对待学生的错误。错误被用红色标出来并以此特别强调。我们的注意力也因而被转移至此而非在成功之处。我们很早就学会了为错误而感到羞愧，而非为大大小小的成功而雀跃。由此也就产生了一种错误的文化，在这种文化中我们试图掩盖错误，否认错误，或是（最受欢迎的做法）将错误推诿到他人身上。因此，我们也失去了由错误而带来的学习机会。有时戏剧性的后果也就随之而来。

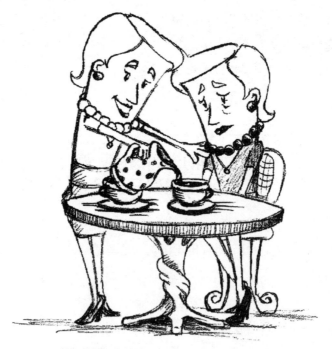

对错误友好指的是……和你的错误喝杯咖啡

雷曼兄弟(Lehman)，你还记得吗？2008年初投资银行的破产实属世界上最大的经济危机之一。董事长理查德•福尔德(Richard Fuld)被前员工描述成一个令人恐惧的，拥有无限权力的独裁者。结果是所有他不想听到的消息都被掩盖了起来。出于恐惧，一些错误和批评性的关键信息也被掩盖了起来，由此而产生了一个无法对变化做出反应的系统。他听到的都是英雄史诗(振奋人心的故事)。"一个无人质疑的老板；雷曼兄弟(Lehman Brothers)的盛世与衰亡"。(明镜在线2008年12月21日)。

同样，这个道理也适用于一些不那么有名的系统，诸如一些公司、组织、家庭或者团体：领导系统时伴随的恐惧和压力越大，系统的(存活)生存能力就越差，因为创造力和解决问题的能力受到了限制。在这些系统中交流、好奇、学习、共同反思并未得到促进，每一个与规则不一致的地方都难以得到认可。错误被掩盖的结果，使我们无法再对它们做出反向调控，或者针对性地做出改进来避免它。在许多技术性的大型设备中，在医院和商业企业中，这样出于恐惧隐瞒错误的例子不胜枚举，最终酿成大祸。另一方面，在一些成功的"高风险机构"中，如心脏移植团队、消防别动队、航空母舰里也适用这样的规则：就出现的问题进行开诚布公的交流、精确的观察和分析，以防止问题的再度发生。

我们怎样处理错误，取决于我们如何"建构"我们的经验，我们认为它们具有哪些意义：

某事失败了，是因为我是这个倒霉情况下的牺牲品？这个问题的发生纯属偶然？或者如果当时我做些什么，事情是能够搞定的？

最后的这个框架即意味着我们为错误而承担责任，想要从中学到一些对将来有利的东西。无论如何，认识到自己行动的可能性，并努力去做出改变都是大有裨益的，而不是怀疑自己的错误或抱怨他人。

只有在一个对错误包容的环境中，这种态度才可以持续稳定地发展下去。这也是一种系统性原则：个人对于责任和义务的态度是和情境、团队、家庭,组织紧密相连的。这种态度只有在被欣赏,被鼓励,且带来坏消息的人不会被责罚的情况下,才能变得司空见惯。关键在于,平静地将错误看作对期待的偏离或是一个我们可以从中有所学习的信号。

有时顽固的错误里还会包含一些隐藏的信息。比如,慢性拖延也许是一个清晰的信号:我们需要更多自由的、"毫无目的"的(zweckarme)不受约束的时间。我们应该去清理一下我们"压力山大"的生活。或是在伴侣关系中,我们会"总是不停地犯同一个错误",(例如:一个不承担义务的冒险家)这也在告诉我们,我们的生活里一些东西变得很无聊,我们需要更多的冒险和刺激。相比于去揪出一个背信弃义的家伙,或许还有其他的方法。

或者每个人都会有一些,经过 10 多年的努力都没能克服的怪癖。对此也许我们可以眨眨眼接受它,或是学着爱上它。同时要注意把握分寸不要影响到其他人。

同错误相处

选择一个您最近因为疏忽大意而犯的错误。然后回答以下几个问题:

1. 究竟发生了什么?是什么导致了这个错误的发生?这个错误产生了怎样的后果?

2. 对于所发生的事件谁会认为是错误,谁会有其他的看法?对此有没有一些不同的观点和评价呢?

3. 我做了什么从而导致了错误的发生?我有哪些疏漏?基于什么原因我会对这个状况有如此的判断和处理?

4. 我本应该如何回避这个错误?之前有什么迹象被我忽视了吗?为什么我对早些的迹象毫无察觉?

5. 其他人该承担什么责任?组织、过程和干扰因素各占多大责任比例?

6. 为了防止未来再犯同样的错误,我能做些什么? 我必须要学习些什么? 我必须要和谁同舟共济? 什么是我们应该和其他人一起学习和改变的?

7. 与错误相关的还有什么吗? 他们那里有什么线索:为避免错误再次发生,他们也必须要作出些什么改变?

6

如果你一个人无法继续下去：
如何找到一个系统式治疗师？

> 如果你需要一双援助的双手，最终你会从自己的胳膊上找到它。
>
> ——诺斯拉特·佩塞施基安，Nossrat Peseschkian[1]

希望前面的章节能够向大家介绍和展示，如何将系统式治疗和咨询具体地运用在日常生活中。我们希望您能够从诸多建议中找到合适的并加以运用，能够为一段僵化的关系带来转机或是能清除日常生活中的一些绊脚石，或只是简单地绕过去，如果它们实在太重的话。

我们所面临的大多数问题都可以靠自己的力量去解决。通过自己的力量指的是：同生活中那些对我们友善的人一起。但有时候这远远不够，那么我们就需要寻求专业的帮助了。系统式治疗意味着：从助人到自助。一个系统式咨询或治疗的终极目标总是，使来访者最快地获得重新掌控自己人生的能力。然而对大多数寻求帮助的人来说，他们已经迈出了开始的第一小步，治疗研究也非常清楚的指明了这一点。只是在身处绝望时，他们无法看到这点。一个治疗性的帮助总是意味着和来访者一起去探索，他们的资源和优势是什么，他们自己的思考以及他们已经做到了些什么。我们从此处着手，补充和扩展来访者解决

---

① 斯拉特·佩塞施基安(Nossrat Peseschkian)，医学博士、哲学博士，精神病学家，神经科医师，心身医学专家，心理治疗师。1933 年生于伊朗，1954 年赴德国攻读神经医学博士学位，此后一直定居德国。

问题的能力，并和他们一起开辟出一条走出死胡同的路。

目前在哪里，如何能够找到受过系统式培训的专业人士？系统治疗师其实是有很多，但遗憾的是开诊所的并不多。尽管系统式治疗早已用于成人领域，尤其是对于儿童和青少年治疗领域，但目前还未纳入医疗保险，尽管它在国际范围内已作为一门科学受到认可。（更多的内容参见下一章）

医疗及心理治疗，在德国只允许持许可证（Approbation）的治疗师或有执业执照的行医者来执行。针对成人的心理治疗许可证只有医师和心理学专业硕士可以获得；针对儿童青少年的心理治疗的许可证也只有社会教育学专业硕士或教育专业硕士可以获得。执业许可（Approbation）的先决条件是大学毕业，且有 5 年以上职业培训，然后再通过国家考试。拿到许可证的同道即可在私立诊所或是有医保的诊所从事治疗工作。

行医者获得执业执照（Zulassung）需要参加相应的进修，并通过卫生部门的考试。所属的其他职业群体也能够获得这种执照。对上述医疗执业者的继续教育没有明确的国家法律规定。在德国，若没有医疗执业许可或执照的人声称他从事医疗或心理治疗，则会受到处罚。对此卫生部门和心理治疗联合会将会履行监管职能。

持有许可证的在医保诊所工作的治疗师，会使用医保能支付的方法进行治疗——行为治疗，深度心理学或精神分析。他们中的许多治疗师也受过系统式的培训，同样会使用系统治疗，但是医保是不会支付一个"纯粹的"系统式治疗的费用。持有私人医保的来访者的情况会好一些。因为系统式治疗已受到科学的认可，一些私人医保能够支付一次系统治疗的费用。同样，行医者进行的系统治疗费用也能够由很多私人保险所承担。

这种现状当然令人很不满意，系统治疗的两个专业协会一直都在全力以赴，使其能够被纳入医保报销的范围。不同地区的一些医疗保险公司也开始尝试一些模式，支付系统式治疗。这当然是合理的，因为很多的研究表明，系统式治疗和其他治疗方法一样可以有良好的疗效，但是通常是在更短时间内。这可能是基于相对少的治疗频次。通过对患者社会环境的"共同治疗",患者的家属也受到了积极的影响。因而,系统式治疗在医疗体系中能起到巨大的开源节流的作用。但目前来说,这尚是一个未来的乐章。

在这种情况下,许多训练有素的专业人员——心理学家、社会工作者、教育家只能到私人诊所,并作为心理治疗的行医者来进行系统式治疗。两个系统式治疗的专业协会,"德国系统式治疗、咨询和家庭治疗协会"(DGSF:www.dgsf.org)和"系统(治疗)协会"(DGSF:www.dgsf.org)制定了相关的质量标准并将其纳入指南中。这两个协会委任全德国 120 多家培训机构,负责对系统式治疗师和咨询师进行专业培训。他们有义务,贯彻"质量标准"。每 5 年会进行一次审核。两家协会的系统式治疗证书,只会在接受紧密培训并毕业后才会颁发。在诊所中,一些有经验的同事会指导其工作,且必须证明其已完成大量成功的个案。只有这样之后他才能收到"系统式治疗(医师-)DGSF"的许可证明。许多有职业许可证或作为行医者在私人诊所工作的治疗师都完成了这种培训。这种附加资质可作为选择治疗师时的一个重要的质量标准。

除了在医疗领域外,系统式治疗还在其他许多心理社会学领域中起着至关重要的作用,在家庭和教育咨询等工作领域。受过系统治疗培训的专业人员也工作在青少年救助中心、社会精神病机构、儿童青少年之家或是残疾人救助中心和成瘾咨询机构。

这就意味着,来访者如果想要进行系统式咨询,需要自己首先了解和询问相关信息。这里有一些可供选择的途径。在两个系统治疗协会的网站上,根据邮编和其他标准,罗列出了被认证的系统式咨询师和治疗师。有些治疗师会利用这个机会,将自己的相关信息也链接到这两个网页上。这样做的好处就在于,不仅有开诊所的治疗师,还有在咨询机构工作的咨询师。而且在很多情况下,咨询无需另附额外的费用。

要特别注意的是:"系统式咨询"或"系统式治疗"的术语未受法律保护。有一些这样的"系统式咨询师",在经过几周的培训后,就这样自封并开了诊所。因而两个协会的质量控制和认证指南非常重要。浏览它们的网页或进行询问是很有必要的：一位"DGSF 的系统式咨询师"意味着至少完成 2 年的基础培训，并已被证明具有相应的成功实战经验，一位"DGSF 的系统式治疗师"至少经历了 3 年的"系统式培训"。

DGSF 的链接是：http：//www.dgsf.org/service/systemische

SG 的链接是：http：//www.systemische-gesellschaft.de/service/suche-syst.-fachleute

另外还有下面的一些网址，上面可以找到心理治疗师和咨询师：

国家心理治疗协会列出了获得认证的咨询师和治疗师：http：//www.bptk.de/service/therapeutensuche.html

医师协会列出了医保能支付的咨询师和治疗师：http：//www.kbv.de/arztsuche/178.html

在一个心理治疗协会的非官方网站上也列有许多持有执照的行医者的明细：http：//www.therapie.de/psyche/info/

此外，在许多咨询中心都有一些受过系统治疗培训的专业人员。通过德国青年-婚姻咨询协会的网站（www.dajeb.de）或是联邦会议教育咨询网站（www.bke.de）您能够找到居住附近的咨询中心。

Warentest 基金会在一个大规模的调查中询问了 4 000 名心理治疗的来访者。（结果可在此网址找到：http://www.test.de/gesundheit-kosmetik/meldungen/Ergebnisse-der-Umfrage-Psychotherapie-Therapie-hat-vielen-geholfen-4288428-4288430/）

结果令人信服：心理治疗是有效的。这一点通过全世界范围内众多科学研究也得到证实。治疗成功的最重要的评判标准在于来访者的动机、合作程度以及来访者和治疗师间的相互匹配。因此，质量检测基金会建议：

——了解心理治疗的方向，并相应地去调整自己的想象。

——开始时询问治疗师的工作方式，他对处理你的问题的经验和他对你的治疗时间计划。

——但首先需注意他是否能够和你共鸣。

——请勿害怕提出自己的疑虑和建议

——同时请记住：心理治疗基于你积极的合作。

你正在寻找一个系统治疗的培训吗？或是说，你想自己学习系统式治疗技术。那么，参考一下两个专业协会的网站是值得的。在德国，共有超过 120 个被认可的培训机构。德国系统式治疗、咨询和家庭治疗协会是两家机构中大的一家，超过 70 个机构和超过 4 600 个成员，成立于 2000 年，是由德国家庭治疗工会（1978 年成立）及家庭和系统治疗控股公司（1987 年成立）于 2000 年合并而成。而汇集了 40 多家机构和 800 个成员的系统式协会（SG）成立于 1993 年。

在许多地区你都有很多好的选择并能决定，哪家机构最适合你。这里有一个相当严密的质量监测项目。一个机构想要得到 DGSF 认可，就需要证明每轮课程都有拥有足够资质的师资力量。这些老师必须证明参加过公认的系统式培训，有超过 1 000 小时的系统治疗成功教学经验，且曾与有丰富经验的同事一起，担任协助带领者一职，举办并完成受认证的培训课程。

除此之外 DGSF 还要对教学内容、讲师和督导，教学场地和框架结构进行检测。机构必须就目前为止的业务活动出具详细说明，并通过 DGSF 的继续教育委员会和机构的审查。当所有这些都顺利进行，并获得令人满意的结果后，机构才能获得认证，并在 DGSF 的指导下举办培训。这些机构能够持续发展，与其他机构在"质量循环"中共同工作，质量管理小组每隔 5 年都会对每轮培训进行检验，以监督其是否符合前提条件。

同时，DGSF 也予以从专业方面的推动，每年会组织科研会议、专业会和其他会议，并出版专业期刊。在无数的地区和专业团队中，如儿童-青少年救助机构，精神科或机构咨询处，大家都在共同努力，推动系统治疗概念的发展。

详细信息请参阅协会网站：

DGSF 的链接是：http：//www.dgsf.org

SG 的链接：http：//www.systemische-gesellschaft.de

　　寻找合适的培训需要知道：区别是重要的。所以许多机构会在白天或晚上提供一些体验课，你可以以此了解他们的工作方式，同时认识一些讲师。正如咨询或治疗一样，学习的成功很大程度上取决于，人们是否"能够很好地和老师相处"，相互能否起心理反应，或老师的教学理论和价值观是否符合你对学习的设想。

路在何方：回顾、环顾、洞察和展望

7.1　回顾：政治的作用

在许多国家，系统式治疗和家庭治疗的科学性早已得到认可，同时也被纳入医保，但在德国，多年来并非如此——尽管无数的国际科学研究表明，系统式治疗对许多精神障碍及心理问题疗效良好，且有相对其他疗法较少的治疗次数。2008 年 12 月，系统式"心理治疗科学委员会"宣布：系统式治疗对儿童和青少年以及成年人的疗效进行科学认可。这两个协会数十年来致力于提供研究鉴定，做公关，还有支持一些机构的抗议，他们申请作为国家级培训机构而被拒之门外。早在"心理治疗科学委员会"（一个检验心理治疗科学根据的联邦机构）认可系统式治疗之前——全国范围内唯一一次，北威州法院就认证了系统治疗的科学性。

只有科学的认证，才能开启这扇允许系统治疗作为医疗行为得到运用的门。此外，还要有一个由医生、医院和医保机构组成的委员会，就系统治疗是否可以得到公共医保支付进行审查。

所有这些争执源自何处？世上但凡有新的东西出现，起初总不会受到欢迎，而是会遭受各种质疑，排斥和对抗。那些有稳固根基的心理治疗流派的代表者，如认知行为疗法，深度心理治疗和精神分析，他们贬低并忽视这股新力量。除专业原因外，经济利益也扮演了重要角色。想在学校教授系统治疗的老师，遭到了公开的排斥。还有一些系统治疗师过度夸大了他们对新的工作方式的狂热，说起了"老派心理治疗"的坏话。在沟通和咨询行业中也是如此。

只有通过许多同道的全力以赴以及一些不容忽视的成功，才能使这种方法慢慢得以实施。现如今合作是王道，专业杂志促进着跨学科间的对话，在会议上开展跨专业的讨论，寻找最佳途径，以帮助别人，并互相学习。不少的人看到了心理治疗的未来，跨越门派之争，并从所有方向中寻找最佳选择。

7.2 环顾（换一个角度看）： 在众多流派中如何选择？

现在想要开始心理治疗或心理咨询的人，会碰到这样的难题：面对着种类繁多的选择，是应该去做行为治疗，还是一周几次在躺椅上进行精神分析？图式疗法有用吗？还是谈话治疗好一点，或者最好的是系统式治疗。

对于这些迷惑，幸好有两个安慰之处。第一个是"渡渡鸟"效应：在"爱丽斯漫游仙境"里的有个动物就叫这个名字，它举行了一场赛跑，并宣布最后的结果是："所有的人都赢了比赛，并得到一个奖牌"。心理治疗研究结果同样表明，所有的心理治疗的疗效都差不多，且都能够起到作用。

第二个安慰也来自研究：治疗的成功并非取决于不同的流派的技术，而是治疗师对关系的建构和来访者的动力。且不同流派的治疗师们工作时间越长，他们的工作反而越相似。理论背景完全不同，但临床实践上却没有什么大的差异。

因而，Warentest 基金会（见第 6 章）和许多顾问的建议更加实用：最好是听从推荐，相信自己的感觉，并问自己什么是最重要的。这样很快就会明晰，治疗师将会怎样和你工作以及你们是否匹配。

当然，站在系统流派的角度，我们也有所偏袒。研究确实表明，和其他疗法相比，系统式治疗能够以更短的疗程取得和其他疗法相似的效果。

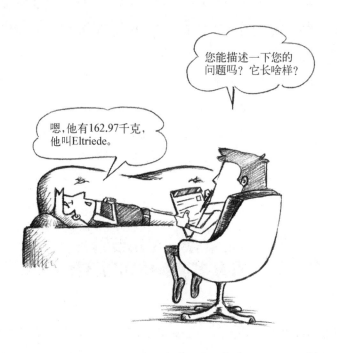

7.3 觉察：在系统式治疗中你有什么样的期待？

经典的治疗以每 2—4 周为一次治疗间隔,开始较为频繁,后面会逐渐减少。改变会发生在日常生活中,从帮助到自助,是非常重要的治疗原则。

两个行业协会在一份研究鉴定的陈述中指出：研究已能够很好地证明,系统式治疗疗效良好。特别对于那些严重的障碍,那些给个体和家庭都造成很大困扰,且给卫生系统带来巨额开支的障碍。例如药物依赖,青少年违法,进食障碍,抑郁或是精神分裂症。除了治疗期间的良好疗效之外,治疗结束后的长期疗效也已被证实：在对照研究中,系统式治疗在治疗结束的 4 年后的效果,仍要优于其他疗法。此外,治疗中断率也相对较低。因而对于药物依赖这样的案例,对系统式治疗的依从性要优于其他疗法。

此外，因为治疗次数相对较少，系统式治疗也是一个性价比较高的治疗方式。通过对社会环境的"共同治疗"，来访者的亲属也受到了积极的影响。因此，系统式治疗能够大大节约医疗-社会系统的成本。

美国的罗素·克拉那(Russell Crane)的一项关于成本效益的研究表明，将所有精神疾病及诊断囊括在内……接受家庭或是伴侣治疗的患者，要比那些仅接受个人治疗的患者少用大约38％的时间，此外，各种研究也表明，在进行成功的家庭治疗后，对其他进一步医疗服务的需求也减少了50％。

在过去几年里，系统式治疗师开始将神经生物学的研究结果整合到他们的工作中。同样，依恋研究、创伤治疗、跨文化治疗的新概念也被吸纳到系统式方法中，展开了一些卓有成效和有意义的对话。

当然也有对系统工作的歪曲，其中之一甚至在公众中引起了强烈的反响：来自伯特·海灵格(Bert Hellinger)的家庭排列的实践。甚至他的一些书中会使用"系统式"一词：DGSF 和 SG 两家协会，以合理的理由明确地和他的工作区分开来。一份独立声明中，他们指出，这种方法不能被称为"系统式"。系统治疗师并不会将任何似乎更权威的事实强加于他们的来访者，而是充满尊重地发掘来访者的"真相"。它从不从短暂事件中唤醒拯救的希望：有些家庭排列师只在某个周末会见他们的来访者，用 1 小时进行家庭排列，并予以深刻阐释，之后就再也不见这个家庭了。系统式治疗师深知，改变需要时间。如果给予时间，且在长期的治疗框架下呈现家庭排列，会产生出许多有利的动力。

正如在家庭中一样，在治疗界和科学界，人们也能互相争斗，互相容忍，其中有嫉妒也有结盟。有时，人们会声称他们属于家庭，打着这个旗号以为己用。因此人们必须划出界限。但最好的是，我们乐在其中——并愿意共同学习，彼此学习。

🐾 7.4 展望：对复杂世界的认知 🐾

　　我们经常做这样的线性思考：原因引起结果，凡事必有因果，每一个现象都有其原因，很多原因带来很多结果，巨大的改变需要很多努力，如果我们能够认识所有因素，我们就能够控制一个系统……现今科学的进步，应归功于我们尝试尽可能认识真实的情况，并进行精确的控制。当然：这种思路非常适用于简单的系统，如机械和机械流程。天气、金融系统、社会关系、足球联赛、我们的身体，所有这些复杂的系统，他们的运转并无线性的规律性，无法被精确的掌控，总是充满意外。我们当然更愿意将这些意外看作是罕见的例外，然而意外正是规律。

　　原因何在？复杂系统的标志即是无数的交互作用和循环影响。我们能够在边边角角上作出一些调控，但无法完全掌控。对于这条规律，每对父母想到自己的孩子就会深有感触。尽管如此：我们也总是尝试找到控制经济系统的舵杆（许多专家都认为自己找到了，但我们其实现在都知道，经济预言的半衰期有多长久：非常短暂！）在医学界，我们寻找一个分子，一种有效物质，以创造奇迹：杀死癌细胞，消灭细菌，抵抗病毒，降低血压，阻止糖尿病，给抑郁病人带来微笑。只是：可能吗？有时似乎是这样的：抗生素获得了显著的成功，拯救了很多人。但细菌也会对此产生耐药性，而药效也会因此而丧失。

　　人体是一个高度复杂的系统，我们所知的仅是皮毛。我们的身体中有 90％ 的是微生物细胞，细菌和其他微小的生物，只有 10％ 的人体（人类）细胞。人体是一个微生态，人体的生存取决于所有生物之间的平衡。不相信？请参阅：http://www.pm-magazin.de/a/die-herrschaft-der-bakterien，或者 http://www.spiegel.de/wissenschaft/medizin/mikrobiom-ueber-10-000-bakterien-am-menschen-gezaehlt-a-838739.html.我们的治疗手段是，考虑到众多复杂的新陈代谢周期，简单粗暴的方法只能在这条作用链中起到微小的作用。

我们思考问题时常常考虑到特性而忽视了情境：这能够简化生活。评价一个人愚蠢、懒惰、病态，或是有天赋，极具魅力、优秀，要比起去思考哪种情况，哪种行为带来了这样的效果，容易得多。

心理学家邀请人们对两个同样强劲的篮球队的投篮训练进行观察。一个队伍在光线充足的大厅中练习，另一个队伍的训练场地灯光昏暗，后者遭到了冷落和歧视。观察员评价他们为差劲的球员，即使当有人解释了存在灯光差异，观察员仍坚持原来的观点。

今天我们知道，我们在多大程度上被我们周围的环境所影响：和我们周围每一个快乐的人在一起，增加了我们自己快乐的可能性。感觉是能够被传染的，观点和信念也是如此。

在一个复杂性所淹没的世界里，我们需要用系统式的思维，寻找明确的方向。这就意味着，我们要告别简单的事实。我们将充满尊重和好奇的去倾听那些不一样的想法，它们能够拓展我们的思维。我们挥别"谁是正确的"的游戏，并意识到世上存在着五彩斑斓的事实和观点。这并非意味着我们找到事实，而是我们需要一致，并共同找到一条好的道路。对于简化主义者及乐于解释世界的理论家来说，这是一个很大的挑战，因为这会让他们觉得有负担或是会戳到其痛处。但这能够拓宽眼界，有时甚至可以找到令人惊喜的简单的解决之道，且被证明是更胜一筹的。

两个例子：萨尔茨堡的君特·席佩(Günter Schiepek)教授和许多世界各地的研究员通过研究都认为，在心理治疗中，并不存在能够治愈患者的最佳的心理治疗技术。这取决于敏锐的建立关系的能力，一旦这种关系建立起来，通常会出现出乎意料的迅速的改变。人们通常能够找出自己的解决之道，他们需要的通常是恰当的推力。而这是因人而异的。这就需要我们向简单标准模式下的美丽世界告别，在每一位来访者个体化的疗愈道路上与他相遇，并找到适合他的方法。

利希的彼得·塔斯(Peter Tass)教授，是一名精神病学家以及神经生物学家，在治疗耳鸣和帕金森病疾病方面有着自己的一套。现在我们都非常清楚，如果我们想要对我们的行为作出解释的话，并非仅只关系到大脑的某个特定的区域。不同的区域互相交流,在行为模式上达成一致。这种交互作用的方式,这种"多方会谈"决定了我们怎样感知和行动。有时候这种同步化出现错误,不同脑区的神经元"相互传染",同时一次性被强烈地点燃。因此就出现了症状,如耳鸣。塔斯(Tass)教授找到能够中断这种交互模式的方法,例如,针对耳鸣,可通过耳机运用调定个体化的声调来工作。以此可以重新调定大脑,能够重建一个新的,功能良好的模式。此时大脑是单独运作的,并没有外部强加的固定的节奏。从某种程度上说,其结果是令人喜出望外的。

世界各地的科学家都试图通过系统式的理论更好地理解复杂的过程。你将了解到:用好奇代替确信,用充满尊重的谦虚代替自大的控制性幻想。我们知道,在这个引人入胜的新知识海洋中:在浩瀚无边的知识领域中,系统式治疗和咨询只是一种新的思维方式中极小的一部分,但却是极具魅力的。

8

若您饶有兴致：一些书和文章

Pesechkian, Nossrat (2004). wenn du etwas willst, was du doch nie gehabt hast, dann tu, was du noch nie getan hast. Freiburg: Herder.

Eines seiner zahlreichen wunderbaren Bücher mit vielen inspirierenden Einsichten, klugen Hinweisen und heiteren Anstößen.

Prior, Manfred (2004). MiniMax-Interventionen. Heidelberg: Carl-Auer-Systeme Verlag.

Das ansprechend gestaltete Büchlein beschreibt kleine Interventionskniffe mit maximaler Wirkung, von denen wir auch im Alltag viel lernen können.

Schlippe, Arist von, Schweitzer, Jochen (2012). Lehrbuch der systemischen Teorie und Beratung I. Das Grundlagenwissen (Neuausgabe). Göttingen: Vandenhoeck & Ruprecht.

Das grundlegende Handbuch erschien erstmals 1996 und wurde 2012 völlig neu überarbeitet. Es beschreibt Geschichte, Grundlagen, Theorien, Anwendungsfelder und Methoden der systemischen Terapie.

Schwing, Rainer, Fryszer, Andreas (2012). Systemisches Handwerk (5. Aufl.). Werkzeug für die Praxis. Göttingen: Vandenhoeck & Ruprecht.

Ein ausführliches und praxisorientiertes Methodenhandbuch mit zahlreichen Fallbeispielen zur Veranschaulichung.

Stone, Douglas, Patton, Bruce, Heen, Sheila (2010). Difficult conversations. How to discuss what matters most. New York: Penguin Books.

Exzellentes und praxisnahes Buch mit vielen Tipps, wie man heiße Eisen anfassen kann, ohne sich die Finger zu verbrennen. Leider ist die deutsche Übersetzung (»Offen gesagt: Erfolgreich schwierige Gespräche meistern«) vergriffen und nur noch antiquarisch (sehr teuer) erhältlich.

Trenkle, Bernhard (1995). Das Ha-Handbuch der Psychotherapie (5. Aufl.). Heidelberg: Carl-Auer-Systeme Verlag.

Bernhard Trenkle ist ein begnadeter Sammler witziger und aufschlussreicher Anekdoten und setzt sie in Therapien und Beratungen häufig ein. Nicht nur für Psychotherapeuten eine Fundgrube. Wir haben oft schallend gelacht.

Vester, Frederic(2007). Die Kunst, vernetzt zu denken. Ideen und Werkzeuge für einen neuen Umgang mit Komplexität. München: Deutscher Taschenbuch Verlag.

In seinem Bericht an den Club of Rome belegt Vester die Notwendigkeit systemischen Denkens in vielerlei Feldern von der Molekularbiologie bis zu politischen Systemen.

Watzlawick, Paul, Beavin, Janet H., Jackson, Don D. (2007). Menschliche Kommunikation: Formen, Störungen, Paradoxien (. .. Aufl.). Bern: Huber.

Der Klassiker, erstmals erschienen 1969, ist immer noch sehr lesenswert. Lehrreich und spannend ist zum Beispiel, wie die Kommunikation eines Paares (aus dem Theaterstück/Film »Wer hat Angst vor Virginia Woolfe«) analysiert wird.

扩展读本

Carroll, Lewis(1974). Alice im Wunderland. Frankfurt a. M.: Insel. (Zitat von Lewis Carroll, S.70)

Gibran, Khalil(2010). Der Prophet/Der Narr/Der Wanderer. köln: Anaconda Verlag. (Zitat von Khalil Gibran, S.70)

Knopf, Jan(2007). Bertold Brecht. Die Gedichte. Frankfurt a. M.: Suhrkamp. (Zitat von Bertold Brecht, S.9, S.91)

Peseschkian, Nossrat(2004). Wenn du etwas willst, was du noch nie gehabt hsat, dann tu, was du noch nie getan hast. Freiburg: Herder. (Ziat von Nossrat Peseschkian S.68f., S.153)

Picabia, Francis(2001). Unser Kopf ist rund, damit das Denken die Richtung wechseln kann. Hamburg: Edition Nautilus. (Zitat von Francis Picabia, S.144)

网站

http: //www.facebook.com/LiebedieLiebe (Zitat zur Ehe, S.85)

http: //aphorismen-archiv.de (Zitat von Michael Rumpf, S.119)

http: //www. aphorismen. de/suche? text = Vorw%C3%BCrfe & autor_quelle = tenzer&thema-(Zitat von Andréas Tenzer, S.139)

http: //www. rp-online. de/sport/fussball/lothar-matthaeus-seine-besten-sprueche-1.568483 (ZItat von Lothar Matthäus, S.139)

图书在版编目(CIP)数据

系统式咨询与家庭治疗 / (德)瑞纳·史汶,(德)安德里亚斯·弗里斯泽尔著;任洁译著 .— 上海 : 上海社会科学院出版社,2020
书名原文 : Systemische Beratung und Familientherapie : Kurz, bündig, alltagstauglich
ISBN 978 - 7 - 5520 - 3197 - 3

Ⅰ. ①系… Ⅱ. ①瑞…②安…③任… Ⅲ. ①家庭—精神疗法 Ⅳ.①R749.055

中国版本图书馆 CIP 数据核字(2020)第 102890 号

©Vandenhoeck & Ruprecht GmbH & Co. KG, Rainer Schwing/Andreas Fryszer, Systemische Beratung und Familientherapie-kurz, bündig, alltagstauglich, 5. Auflage, Göttingen, 2018

上海市版权局著作权合同登记号:图字 09 - 2019 - 172

系统式咨询与家庭治疗

著　　者:〔德〕瑞纳·史汶　〔德〕安德里亚斯·弗里斯泽尔
翻　　译:任　洁
译　　校:张　颖
译　　审:刘翠莲
责任编辑:杜颖颖
封面设计:黄婧昉
出版发行:上海社会科学院出版社
　　　　　上海顺昌路 622 号　邮编 200025
　　　　　电话总机 021 - 63315947　销售热线 021 - 53063735
　　　　　https://cbs.sass.org.cn　E-mail:sassp@sassp.cn
排　　版:南京展望文化发展有限公司
印　　刷:浙江天地海印刷有限公司
开　　本:710 毫米×1010 毫米　1/16
印　　张:10.25
字　　数:148 千字
版　　次:2021 年 1 月第 1 版　2024 年 11 月第 3 次印刷

ISBN 978 - 7 - 5520 - 3197 - 3/R·058　　　　定价:49.80 元